序

　　自 1953 年，瑞典放射科医师 Seldinger 首创经皮血管穿刺术插管奠定了介入放射学的基本操作技术；1964 年，美国 Dotter 医生采用同轴导管扩张法治疗下肢动脉狭窄，避免了截肢，开启了介入治疗的先河。此后，介入放射学作为一门崭新的学科，逐渐被医学界所认同。介入治疗在医学影像设备的引导下，以穿刺和插管等微创的手段进入人体进行诊疗操作，医学影像设备和介入器材的不断进步，使介入治疗几乎"无孔不入，无所不能"。

　　20 世纪 80 年代，介入放射学传入我国并得到迅速发展。在林贵和刘子江教授等前辈的带领下，最早一批放射科医生从影像诊断的幕后走到临床诊疗疾病的台前，进入全新的介入放射学治疗领域。

介入诊疗以微创伤、可反复进行、疗效好、见效快、并发症少等其独到的优势而不断拓展其应用领域，被誉为现代医学继内科和外科治疗之后的第三大治疗体系。介入放射学逐渐延伸扩展成为"介入医学"。

虽然介入治疗已成为现代医学不可或缺的技术，并经历了半个多世纪的发展。但是，仍然有很多人不知道介入医学为何物，这显然与科普不足有关。令人欣慰的是，这一问题已引起了介入医学界的重视。不久前，我国介入开拓者之一李麟荪教授牵头主编了一本介入医学科普书，本人欣然为李教授写了序。今天，韩新巍教授邀我为他的科普大作写序，我同样很高兴。因为，介入医学的科普工作人人有责，让"全国人民都知道介入医学"仍然任重而道远！

从大的方面讲，让大家都了解介入医学，事关医疗事业高质量发展和健康中国的建设；而从具体的说，介入诊疗关系到许多病人的临床诊疗，有时甚至是救命的事。例如，衡量一所高水平综合医院医疗体系的五大中心建设——胸痛中心、卒中中心、创伤中心、重症孕产妇中心、危重儿童和新生儿中心，前四大中心几乎都与介入治疗紧密相关，在许多情况下，介入治疗是首选的救命措施。因此，如果有更多的人了解介入治疗，则一定能救治更多的急重症病人。

河南省不仅是人口和经济大省，也是介入医学大省。韩新巍教授不仅是一位德高望重的介入大咖，而且是一位非常接地气的医生。

数十年来，他依托郑州大学第一附属医院，率领河南同行，不断探索介入医学的发展模式。他是最早下沉至基层医院宣传介入治疗的大医生之一，他跑遍了河南省县一级医院，甚至到乡镇卫生所进行巡讲，为河南省介入医学引领全国发挥了巨大的作用。他还在全国各地宣传河南经验和河南模式，得到全国同行的高度认同。

因此，由韩教授组织撰写介入科普读物，一定能写出一本通俗易懂、雅俗共赏的大作。这本介入科普书的面世，为读者揭开了神奇介入医学的面纱，让读者在一个个真实的故事中，了解到常用的介入技术，以及"铅衣人（介入医生）"的人文情怀和使命担当。

中国科学院院士、主任医师 / 教授

2022 年夏于南京

# 一个铅衣人的独白

"介入"一词既熟悉又陌生。熟悉，是因为这是我引以为傲的职业，是我每天面对的工作；陌生，是因为很多人对介入的认识只停留在"心脏支架"或者"心脏造影"，而有些人可能还未听说过"介入"。

和病人家属一起坐电梯时，当看到楼层的指示牌，我不止一次听到他们好奇地谈论"介入科是什么科？"，但是我从来没听到有人问"××内科、××外科是什么科"。

即便是本书中记录的绝大多数病人，他们千里迢迢来医院看病时，也不了解什么是介入，甚至不清楚介入能治他们的病。病人只知道我是临床医生还是老乡，出于老乡之间的信任，他们远道而来。

介入医学是现代医学园地中绚烂的瑰宝。她的神奇之处在于诊疗范围广，创伤小，既能避免外科手术大刀阔斧带来的伤害，又能解决内科药物无能为力的窘迫。1996 年 11 月，中华人民共和国国家科学技术委员会、卫生部和国家医药管理局在"中国介入医学发展战略及学术研讨会"上首次提出"介入医学"的概念，并将介入医学和内科学、外科学并列为三大临床学科。但我们也不得不承认，与内科学和外科学相比，介入医学还很年轻。我们也不得不面对一脸茫然的老百姓和"门可罗雀"的介入科门诊，不得不正视处于"下游"科室的窘境，收治内外科束手无策或者出现并发症的病人，而很难力争"上游"，直接收治适合的病人，让他们少走弯路，少遭点罪。要想真正改变这种局面，就要让更多的人了解介入医学，让介入医学走进大众视野。介入医学科普使命光荣，任重而道远。

我是身穿铅衣的介入人，那就用介入科救治的真实病例，讲老百姓听得懂的故事，让广大读者在故事中了解什么是介入，介入能做什么。这里的每一个故事都是真实的，背后都有一个鲜活的病人，有的重获新生，有的还在抗争，有的已经远去……希望这些用健康和生命谱写的故事能够帮助读者打开介入医学的大门，了解介入医学的世界，看到介入医学的作用。

现代医学并非无所不能，但诊疗方法却多种多样。看病如何选择，不仅取决于老百姓的认识，也考验着不同医生的职业水准。谈恋爱需要缘分，否则哪来"情深缘浅"。其实，在我看来，"看病也得看缘分"，遇见介入，就意味着多一种看病选择。

关于生命，人们往往歌颂其顽强，而作为医生我却见过不少的脆弱，尤其是肿瘤晚期病人。对于这类病重病人的诊疗，临床上往往会遇到类似的"电车难题"——如果放弃，生命的列车很可能失控、坠入深渊；而如果搬动拉杆，有时候换来的不一定是生命的反转。介入医学以微创为特色，给予病人适度的诊疗，帮助病人减轻痛苦、恢复健康、延长生命。

作为医院的"特殊工种"，我们在介入病房身穿白衣，在介入手术室则身穿铅衣。从不自诩为身披铠甲的超人战士，但成为一名铅衣人，也要敢于直面人们避而远之的 X 线，甘愿用我们的汗水和健康换病人的转危为安、恢复健康。二十来斤的铅衣谈不上不堪重负，但穿上几小时也会感到沉甸甸的，就像肩负的重大责任和使命，因为当我们不分昼夜披上铅衣时，手术台上躺着的人一半是急危重症者，他们生命垂危，命在旦夕，救治必须争分夺秒！

本书收录的 42 个病例尽管无法涵盖所有介入诊疗方法，但典型案例呈现的是个体化治疗和差异性的选择。新兴的介入医学正在成长，不同介入中心、不同介入人的技术和理念不尽相同，不足之处望同行及读者指正。

毕永华

2022 年 5 月 20 日晚

谨以此书出版庆祝：

郑州大学第一附属医院东院区介入科成立六周年

郑州大学第一附属医院北院区介入科成立五周年

郑州大学第一附属医院南院区介入科成立一周年

# 目 录
Contents

▍治愈了晚期肝癌，却无力治疗消化道出血 ……………… 1

▍肝癌术后大量转移，是不是就要放弃 ……………… 11

▍一个难忘的火龙果 ……………… 19

▍得晚期肝硬化的少年 ……………… 25

▍我用介入治愈了大量腹水的布 – 加综合征 ……………… 31

▍肝血管瘤，请刀下留人 ……………… 37

▍介入排石治好了李奶奶的胆总管结石 ……………… 43

▍穿刺引流治好了老杨的肝脓肿 ……………… 49

全身发黄——阻塞性黄疸，介入能够标本兼治 ············· 55

十岁小女孩，切脾四年以后吐血了 ················· 61

脾功能亢进，可以不用开刀切脾 ················· 69

我劝老徐：药有价，命无价 ················· 75

一枚小硬币，竟让三岁男娃在 ICU 躺了三个月 ············· 81

凌晨来电——食管癌大出血 ················· 89

食管癌吐血，介入治疗有妙招 ················· 95

喝酒的代价——致命的自发性食管破裂 ············· 101

误食烧碱，两岁娃食管狭窄不能吃饭 ············· 107

食管术后吻合口狭窄，大球囊扩张让老冯不再无助 ············· 113

一波三折，反复出血终治愈 ················· 119

得了胃癌的程奶奶千里来寻医 ················· 127

▎ 不想做"造口人" ·························· 135

▎ 十二指肠压迫综合征——都是减肥惹的祸 ·········· 143

▎ 尿潴留可以介入导尿，何必手术造瘘 ·········· 149

▎ 谷奶奶头晕，原来是胳膊"偷"了脑子里的血 ·········· 153

▎ 右上肢血管畸形的小老乡 ·················· 159

▎ 刘大爷得了肾性高血压、脾动脉瘤和前列腺增生 ········ 165

▎ 双腿冰凉疼痛，她得了 Leriche 综合征 ·········· 171

▎ 老陶下肢动脉阻塞缺血，静脉也阻塞并淤血了 ········· 177

▎ 可回收血管支架，下腔静脉血栓的克星 ············ 183

▎ 胸主动脉瘤、髂动脉瘤、肾囊肿，介入可以打包处理 ··· 189

▎ 本可健康长寿，终因救治太迟无法医治 ·········· 195

▎ 她心房的那个缺口，被我堵上了 ·············· 201

▎ 从沈阳到郑州——为了一口气，千里走单骑 ·········· 207

突发胸痛、呼吸困难——致命的肺栓塞 …………………… 213

气管瘘合并狭窄——生与死的选择 …………………… 221

肺隔离症的老乡选择了介入治疗 …………………… 227

凶险的产科大出血，一个球囊保母婴平安 …………………… 235

晚期宫颈癌，老乡的盆腔有两个"膀胱" …………………… 241

尹女士的难言之隐：无法忍受的盆腔痛 …………………… 247

痛苦至极的阴道瘘，介入堵瘘有办法 …………………… 253

我用介入治好了姐姐闺蜜的子宫肌瘤 …………………… 259

介入治疗——子宫腺肌病女士眼中的光 …………………… 265

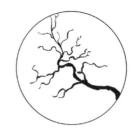

# 治愈了晚期肝癌，却无力治疗消化道出血

## 晚期肝癌

前几天，我安徽同乡老毕的爱人发微信告诉我，老毕又吐血了。老毕在外地打工，十三年前得了乙肝，后来发展成肝硬化，反复吐血。三年前发现肝癌，一直在外地治疗。两年前，因为肝癌不断进展，而且出现了反复吐血，恐危及生命，他和爱人才来郑州找我看病。

老毕第一次过来时癌灶已经超过 16 厘米，而他肝脏的最大径只有不到 21 厘米，也就是说老毕 80% 的肝脏已经被肿瘤侵犯。更糟糕的是，癌细胞已经向血管内转移，形成了门静脉癌栓，癌栓是他反复吐血的罪魁祸首。

肝脏有个解剖结构叫门静脉，是收集胃肠和脾脏血液进入肝脏的粗大血管。老毕的癌细胞向门静脉内生长，塞满了整个血管内腔。长入血管内的肿瘤叫癌栓，癌栓就是一种栓子，它会堵塞门静脉。如果把门静脉比喻成水管，我们可以想象，正常情况下水是不断流动的，但如果水中的杂质过大、水垢沉积过多形成栓子，栓子就会堵塞水管。老毕的门静脉就是被癌栓子完全堵塞了。

## 三次介入

我在诊室第一次见到老毕时，他十分消瘦，面色苍白，没有一丝血色，深色的 T 恤挂在身上直晃荡，胳膊上失去脂肪支撑的皮肤松弛地挂在骨头上……我在心里哀叹：晚期肝癌……

看完他的 CT 片子，我正思索着如何开口……

"俺在外地治了两年，医生说肝癌晚期，没办法治了，让俺来大医院碰碰运气，您可得救救老乡呀。"看我没有开口，老毕的爱人就先开口了。

是啊，老毕才四十多岁。多少人把电视剧里的台词"上有八十岁老母，下有一群上学的儿女"作为笑谈，但是对老毕夫妻来说，这就是现实。"肝衰竭"和"反复吐血"就是悬在他们头上的两把达摩克利斯之剑！可是作为家里的顶梁柱，怎么敢死？

"有一种介入技术，也许可以帮助您。"

"是什么技术？"老毕的爱人明显有些激动。

"载药微球肝动脉化疗栓塞。"

老毕和爱人一脸茫然……

我细心解释："载药微球是一种微米大小却可以搭载药物的小球，直径很小，您女儿上学用的尺子最小的一格是一毫米，这种微米大小的微球，好几个连到一块还不到一毫米，咱用眼睛都看不清，得用放大镜。"我尽量让语气轻松一些，因为我知道，我越轻松，病人越放松，也越容易理解我的话。

"这种微球上带有抗癌药，您化疗过，对化疗药熟悉吧。"我想调节气氛，让老毕也参与进来，这样对他是一种精神鼓励。

"我打算给您用这种带药的微球，但不是直接输液，而是用介入的方法——肝动脉化疗栓塞。"我指着老毕的大腿比划："就是先在您的大腿根扎个穿刺针，通过这根针穿入一根导丝，再沿着导丝送一根细长的管子，管子只有 1.5 ~ 2 毫米粗，细管一直插到给肿瘤提供营养的动脉里，把载药微球直接注射到肿瘤动脉。"

我看了看老毕和他的爱人，他们似懂非懂。

"我这样做，是因为您的肿块太大。载药微球可以在肿瘤里缓慢释放药物，能长时间不停地杀灭癌细胞。"我再次看了看老毕夫妻，这一次他们似乎听懂了。"另外，别小看了微球，一小瓶中含有无数颗粒呢，这么多微球可以进入肿瘤动脉的细支末梢，堵住肿瘤的营养通道，从而让肿瘤缺血、缺营养而坏死。"

"哦，就是'毒死'肿瘤和'饿死'肿瘤吗？"老毕听完后脱口而出。真让我汗颜，我费那么大劲去解释，居然被老毕这一句通俗易懂的话给概括了。

"那我老吐血是怎么回事，该咋治呀？"老毕问。

"您看门静脉这里有癌栓。"我指着片子，"您吐血就是这里的癌栓造成的，门静脉堵塞了，血液不能流入肝内，而流向胃底和食管的小静脉，食管胃底小静脉破裂引起吐血。"

"我还打算给您放置几颗放射粒子。只有两粒芝麻那么长的粒子就能把门静脉里面的癌栓消掉。"我继续说。

"粒子也是杀死癌细胞的吗？"老毕问。能对医生提问，说明老毕已经主动参与进来了，这是好事。

"是的，粒子是起放疗作用的，相当于直接贴着癌栓放疗，您想想，效果是不是会很好？"

"是不是这样治疗后，我就不会吐血了？"老毕急切地问。

"会减少减轻吐血。我们还差一步，"我继续解释，"您吐血的根儿是肝硬化和门静脉高压，癌栓加重了门静脉阻塞、增高了门静脉压力。流向肝内的血液受到了阻碍，不得不流向旁边的食管胃底静脉，它们受到了牵连，不断增粗、增多，最终不堪重负而撑破、出血。就像您家楼下的下水道堵塞了，如果堵塞太严重，甚至可能引起水管爆裂、污水到处流。"

他俩神情顿时紧张了起来，我忙说："这种情况，我们也有办法，可以用组织胶栓塞出血的静脉。"

组织胶是流动的液体，遇见血液会变成胶状并凝固，进而堵塞曲张静脉并逐渐形成血栓，最终，出血的静脉会闭塞，不再出血。

术后一个半月老毕来复查，看起来精神和身体都不错，CT 检查发现肝癌从 16 厘米多，缩小到了 11 厘米。结果十分可喜，对医生来说，没有什么比这更让人兴奋的了，一种成就感油然而生。

老毕显然更兴奋，掩饰不住一种看到希望后的激动，高兴地问："医生，我接下来还需要怎么治疗，才能把肿瘤变得更小，把它消灭掉？"

"我们可以做微波消融，巩固一下疗效。"

"好，我们听医生的安排，我们相信您给老乡用的，就是最好的方法。"老毕爱人赶忙说道。

虽然病人和家属一直信任我，但是必要的解释还是要有的："我会用一根细针穿刺到残留的肝癌病灶内，然后通电产生微波并加热，就像微波炉加热食物一样。"

"您这是打算把我的肿瘤烧死，干脆说烧烤得了。"老毕幽默地和我开玩笑，看来第一次介入的成功，使他心情开朗起来了。

我补充说："微波消融对小肝癌可以达到像外科手术切除一样的效果，对于像您这样的大肝癌，也能快速缩小肿块的体积，控制癌症发展。"

术后三个月，老毕第三次来复查。肿瘤进一步缩小了，直径只有 8 厘米，几乎只有刚开始的一半。而且，增强 CT 扫描显示肿瘤没有强化，这提示肿瘤的轮廓虽然还在，但很可能没有活性，已经是一堆坏死的肿瘤。看到这么好的结果，老毕和爱人都十分惊喜，作为主治医生我也由衷地为他感到高兴。临床经验告诉我，曾经威胁老毕生命的癌细胞大军团，已经溃不成军。但为了防止癌细胞卷土重来，我再次给老毕做了肝动脉化疗栓塞术，以巩固治疗效果，避免肿瘤复发。

## 复查很必要

老毕第三次治疗出院是 2021 年底，快过新年了，他一直没有来我这里复查。我主动联系他，并劝他最好还是过来复查一下。因为前几次我发现虽然他的肝功能明显好转，但血小板计数却在不断下降，从第一次的 $43 \times 10^9$/L，第二次的 $22 \times 10^9$/L，降到了第三次的 $12 \times 10^9$/L。

这提示他的脾功能亢进可能在加重，出血风险在不断升高（肝癌病人因为门静脉高压，往往会有脾功能亢进）。他过完年才听从我的劝告过来复查，这时距离第一次介入治疗已经过去了七个多月。经过化验发现血小板竟然只有 $6 \times 10^9$/L，出血的风险极高。

令人欣慰的是，老毕的肿瘤还在缩小，直径已经缩至 6 厘米；更令人激动的是，PET–CT 检查没有发现任何活性肿瘤，肝癌组织完全被灭活了，临床已经达到了治愈的效果。对于曾经被认为只有两三个月生命的老毕而言，这是奇迹、是惊喜！于我，不论是作为他的老乡，还是作为他的主治医生，何尝不是一种激励和成就呢！

## 无奈的选择

老毕盯着化验单上低得可怜的血小板，再一次把目光投向了我。他的眼神中充满了期待，又有一丝疑惑，似乎在问我，微创介入再神奇，对这种情况还能有招吗？我的回答是肯定的，像肝硬化、脾功能亢进引起的低血小板，介入可以做脾动脉栓塞术。通过栓塞一部分脾脏，减少血小板破坏，恢复血小板数量和功能，可以降低出血风险；因为脾脏的血流也要进入门静脉，所以栓塞还可以减少门静脉血流，缓解门静脉压力，降低消化道出血的风险。

当然，缓解门静脉压力最有效的介入方法是做肝内分流手术，就是在肝静脉和门静脉之间建立一条通道，让门静脉内的血流改道，恢复正常门静脉压力。

我建议老毕做分流手术，毕竟他还年轻，又是如此幸运，把晚期肝癌治愈了，如果最终因为出血失去生命该有多么令人惋惜。但老毕条件困难，又担心手术难度和风险，所以只同意做脾动脉栓塞术。然而，老天似乎故意和我开玩笑，在我给老毕做脾动脉栓塞手术过程中，他居然大口地吐血，差点丢了命，真是我担心什么，偏来什么！我当时心想："坏了，老乡呀，您可千万别出意外呀，不然我怎么向乡亲们交代呀。"乡亲们不一定会夸我把老毕的晚期肝癌治好了，但可能会认为我没能成功挽救老乡的生命。就算乡亲们不这么认为，我的内心也会充满愧疚，每个医生都不希望自己的病人出意外，何况他还是千里迢迢来找我看病的老乡呢。庆幸的是，经过积极治疗，老毕最终顺利出院了。

从这次出院至今，老毕一直在当地复查。后来听他爱人说老毕又出血过几次，都无奈地选择了保守治疗。这次他又出血了，他爱人又一次询问我怎么办才好，我还是建议做肝内分流手术，但他爱人始终没有给我回音，我也不好意思再追问。只能希望老毕这次也能够顺利康复出院，希望他每次吐血都是虚惊一场。

## 后记

经过三次介入治疗，老毕的晚期肝癌已经治愈，这对于老毕而言算得上是个奇迹。然而，因为没有条件做肝内分流手术，这次出血并不出所料。才四十多岁的他，最终可能因为消化道大出血而丢了性命，十分可惜，也很无奈。多么希望今后的老毕一次次逢凶化吉，继续创造生命的奇迹。

好消息也不断传来，做肝内分流术的国产介入器械陆续研发上市，价格大幅度下降，会使越来越多的肝硬化门静脉高压、消化道大出血病人受益。希望老毕能坚持到国产介入器械应用于临床，得到有效救治，不再反复吐血，得到完全康复。

## 难治的肝癌

时间再倒回到一年前。和众多女性一样，40出头的王女士上班、下班、照顾家人……突如其来的变故发生在体检之后。王女士单位定期体检的腹部磁共振检查提示"肝右叶下段实性结节，倾向肝癌。"这对于患有乙肝和肝硬化的王女士来说，可不是好消息，这意味着肝癌的可能性很高，尽管她还这么年轻！为了明确诊断，医生给她做了肝穿刺活检术——用一根细针穿刺到肝脏的肿块里，然后像做刀削面一样削几条铅笔芯大小的组织，用取出来的组织做显微镜下的病理检查。病理检查结果证实王女士得的就是肝细胞癌。

经过会诊，王女士由消化内科转到肝胆外科接受了肝癌切除手术。手术中，医生共切除了五处肝组织，包含六枚肝癌病灶。然而，癌细胞就像打不死的"小强"，令人讨厌，却又顽强。在术后半个月复查磁共振时，报告单上赫然写着："肝左叶顶部、肝右叶多发异常信号，考虑肝内转移癌。"

在接下来的大半年时间里，王女士反复住院，接受阿替利珠单抗联合贝伐珠单抗靶向治疗。然而，肿瘤仍然在不断增大、增多，到今年3月份，她的整个肝脏几乎长满了肿瘤！化验显示肝癌肿瘤标志物——甲胎蛋白高达 32 261 ng/mL，而正常值只有 0~10 ng/mL。

雪上加霜的是，由于大量癌细胞肆意侵犯、蚕食，正常的肝组织越来越少，已经严重损害了肝功能。不到一个月的时间里，总胆红素从 29.1 μmol/L 升到了 117 μmol/L，皮肤和眼睛都发黄了。给她开刀的医生束手无策，只好放弃对肝癌的治疗。万般无奈之下，王女士又转到放疗科对骨转移癌进行放疗，以缓解骨转移引起的疼痛。

## 生死一搏

一年内，经历过开刀、用药、放疗和转移，在几近绝望之时，王女士和邹总没有认命，他们依然在寻找可能的机会。网上查询找到介入科，找到我，也是抱着试一试的态度。的确，不少晚期肿瘤病人即便积极治疗了，也很难康复，最终可能人财两空。像王女士这种情况，非常不乐观。骨转移引起的疼痛，短时间内不会致命；左下肺一枚 3 厘米大小的转移灶，短时间内也不会致命；最致命的是大量的肝内转移癌，如果不积极治疗干预，很可能一两个月肿瘤就会破坏大量肝脏，病人会死于肝衰竭。

我对王女士进行了评估，她的肝功能为 C 级，虽然没有 A、B 级好，但也不是最差的 D 级。介入治疗的微创特性很适合王女士，我认为她可以做肝动脉化疗栓塞术。于是，我和她的主刀医生联系："肝动脉化疗栓塞术可以控制肝内转移癌，挽救肝功能。"我需要征求主刀医生的意见与支持。

但是主刀医生有些顾虑和担忧："病人已是肝癌晚期，做介入手术风险也很高吧。"

我告诉主刀医生："虽然病人介入术后有可能发生肝功能损伤，甚至肝衰竭，但就她目前的情况来看，还是可以做介入手术的。"

"而且，如果不治疗，肝癌不断生长带来的风险更高，几乎可以预见她的结局，毕竟总胆红素等指标正在以肉眼可见的速度上升。"我补充道。

主刀医生不再坚持："你和家属商量吧。"

我把我和主刀医生的意见都告诉了邹总，并进行了充分沟通。在得到家属的理解与支持后，我给王女士施行了第一次介入手术。我把一根很细的导管插到给肝癌提供营养的肝动脉，然后进行动脉造影。随着对比剂在肝癌内显影，我们看到了遍布肝脏的癌灶。绝大多数的肝内转移癌是缺乏血供的，血供不丰富，与血供丰富的原发性肝癌相比，进入肝癌的化疗药物和栓塞剂偏少。因而，肝动脉化疗栓塞对肝内转移癌的疗效可能偏差一点。

然而，王女士的肿瘤染色却很明显，说明血供很丰富，介入疗效会更好，这算是不幸中的万幸吧。正常肝脏具有两套供血血管，主要依靠肝门静脉供给营养，而肝癌主要依靠肝动脉供血，肝癌血供的这种特殊性，是肝动脉化疗栓塞术能有效治疗肝癌的理论依据，正因为如此，栓塞肝动脉可达到抑制肝癌生长的目的。

　　但是，她的肿瘤太大、太多了。如果一次性就把肝癌栓塞得太彻底，短时间内强烈刺激肝脏、造成损伤，出现肝衰竭的风险很大。虽然生活中我是个急性子，但在治疗病人时，我很有耐心，绝不急功近利，一定会保证病人安全第一。我的策略是采取两步走，在尽量保障安全的前提下，尽可能多地栓塞病灶，以尽快控制病情，抑制肝癌进展。


## 希望是良药

　　也许是幸运之神眷顾，术后没有出现我最担心的并发症——肝衰竭。相反，她的肝功能出现了好转，总胆红素下降了。随着发黄的肤色、脸色逐渐好转的，还有王女士的心情，她的脸上开始挂起了笑容，那是看到希望的微笑。于是我趁热打铁，对左下肺转移灶采用了热消融治疗。我用一根细针穿刺到肿瘤内，通电加热后把肿瘤"烧死"，就像烤牛排一样，把肺转移癌烤熟。这是一种可以媲美外科根治手术效果的微创治疗，不需要开刀，因此也不会留有切口瘢痕。当然，对于王女士来说，她不适合也不愿意再次开刀。

"如果肿瘤没有被彻底'烤熟'，还可以在肿瘤内植入放射性粒子，进行'肿瘤内放疗'，同样可以消灭肿瘤。这类似传统的放疗，不同的是，是从肿瘤内部长时间照射，而不是从人体外面照向肿瘤。"我边说边规划下一步可能的治疗措施，还不忘开玩笑，"鸡蛋从外面打破是食物，从内部打破是生命。我们用粒子从内部照射，照样可以让生命重获新生。"

　　术后三周左右，为了巩固第一次介入治疗的效果，对王女士施行了第二次介入手术。动脉化疗栓塞术、热消融、植入放射性粒子等多种微创介入治疗科学联合，可以重复、多次进行，哪里出现病灶就消灭哪里，可以精准消灭肿瘤。采用这种策略，我已经治愈了不少晚期肝癌的病人，至今仍然没有复发，这就是介入治疗的神奇之处——把不可能变成可能！

## 后记

　　晚期肿瘤病人的治疗有什么意义？是不是应该选择放弃？我想，病人治疗的目的，应该是减轻痛苦，延长生命，生存有质量，活得有尊严。是否治疗，做什么治疗的选择权应该交给病人和家属。我们介入科治疗了不少晚期肿瘤的病人，如果家属有强烈的治疗意愿，也有能力治疗，医生都应该力所能及地去帮助，让病人少点病痛，多点时日。心怀希望，所向披靡。

我们希望奇迹发生在每个病人身上，在医学不断进步的今天，介入治疗为晚期肿瘤病人带来了生的希望和曙光。"行到水穷处，坐看云起时。"愿介入治疗使更多的病人受益！

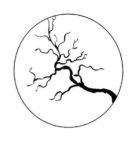

# 一个难忘的火龙果

## 一个火龙果

前些天，我去逛超市，娃非要吵着让我买几个火龙果吃。看到眼前的火龙果，我脑海里不由自主地想起了一件往事。

那是几年前，我博士毕业到科室工作不久，那段时间工作很辛苦：前一天晚上做完介入手术已经是凌晨两点，过于疲乏就没有回家，就在医生值班室凑合了一晚；当天又接到医院通知要上交材料，为了不耽误早上查房，我很早就来到科室，提前准备材料。当我稍微有点时间，打算为晚上科室的科研报告会准备课件时，又突然接到急诊介入手术的电话……

即便一天到晚，忙碌不停，但一直在大学读书刚踏入工作岗位的我，临床经验不足、业务不熟悉，不时会出纰漏，挨上级医生的批。

有一天下班我在等电梯时，和叔的母亲叫住了我，非要塞给我一个火龙果，还一个劲儿地说"你们辛苦了"。几番推辞无果，我只好收下了这位母亲的火龙果。身心都疲惫到极点的我，拿着火龙果，心里暖暖的，非常感动，也十分欣慰——我的努力与辛苦病人和家属都看在了眼里。


## 反复呕血

和叔是一名公务员，可能是工作应酬，时常吸烟、喝酒。八年前的一天酒后出现呕血。去当地医院就诊做上腹部彩超和CT检查发现"肝硬化"，这是引起吐血的病因。血液化验显示"慢性乙型肝炎"。他存在两大导致肝硬化的病因——酒精和肝炎。

当地医院的消化内科医生给他进行了输血、输止血药等保守治疗。随后的几年时间里，和叔病情反反复复，先后五次因为呕血到当地医院进行内科治疗。

三年前第六次出血住院时，医生认为和叔那次的吐血量较多，而且吐血总是复发，是因为肝硬化进展到了晚期，出现门静脉高压引起的。于是，给他做了"脾切除术＋断流术"，通过切断脾静脉血流，期望降低一些门静脉的压力。因为脾静脉血流是门静脉血流的重要来源，如果把门静脉比作一条大河，那么脾静脉就是其中一条重要的支流。阻断了脾静脉这条支流，大河的水量自然会减少。这就是此前外科切除脾脏的依据，也曾是外科治疗晚期肝硬化、脾大的常用方法。

脾切除后的三年里，和叔没有再呕血，他开心地觉得自己的病已经痊愈了。然而，三年之后又让他回到了从前，呕血再次发生，病情还比以前更严重，整口都是鲜血。反复吐血四次，这一次药物治疗不见好转，当地医院束手无策，立即让和叔转来上级医院。

## 门静脉海绵样变

尽管转院前已经输了不少血，到我科抽血检查的结果仍然是严重贫血，血红蛋白只有 51 g/L（男性正常值 120 ~ 165 g/L），和叔相当于丢失了一大半的血液。腹部 CT 检查诊断为"肝炎后肝硬化、门静脉血栓形成、门静脉海绵样变"。家属知道什么是肝炎、肝硬化，却从来没听说过"门静脉血栓形成"和"门静脉海绵样变"，就问我是什么病。

我解释说："门静脉血栓是指门静脉内的血液凝固、不流动了，形成了血栓。"看家属还没完全明白，我又接着说，"你应该听说过下肢静脉血栓吧，下肢的静脉血液不再流动了，腿就会出现淤血、肿胀、疼痛。门静脉形成血栓是类似的情况。"

门静脉海绵样变是血栓形成时间久了，门静脉主干血流不通，而代偿形成无数不规则的异常小静脉。这些小静脉杂乱无章，在血管造影时看起来就像海绵一样，因而得此名。发现门静脉海绵样变往往说明，门静脉的血栓不是近期发生的，是几个月或者几年前的陈旧性血栓。临床上，这类病人多半发生于外科切脾后，和叔也是如此。

我们科主任韩新巍教授一直呼吁慎重切脾，不仅仅是因为脾脏是人体重要的免疫器官，切除以后会引起免疫功能低下，反复出现感染，还因为相当一部分病人可能出现门静脉血栓，进而出现门静脉海绵样变。原来切脾的初衷是好的，是为了降低门静脉压力，避免出血。可一旦出现门静脉血栓并发展至门静脉海绵样变，就会导致更为严重的门静脉高压。

让医生无奈的是，门静脉海绵样变在治疗上比肝硬化更为棘手，内外科几乎没有治疗办法，如今虽然可以通过介入治疗解决这种顽疾，但长期疗效也不够理想。最终，病人轻则形成大量腹水，影响工作和生活，重则反复吐血、便血，大量失血死亡。很不幸，和叔就是这样的结局，生命永远定格在四十多岁。

## TIPS 术

第一次给和叔做的是 TIPS 术（详见 33 页），这是针对和叔病情最好的解决策略。就是经颈静脉引入穿刺套装到肝脏内的肝静脉，在肝内再向门静脉分支穿刺，然后在两者之间放置血管内支架，建立一条人工通道，用于分流门静脉高压的血流，达到降低门静脉压和防治消化道大出血的目的。尽管 TIPS 术难度较大，我们还是顺利地完成了操作。

术后和叔心情不错，还去了外地旅游。然而，半年后复查却发现肝内分流道闭塞，门静脉压力再次增高。如果不开通分流道、恢复血流，很可能再次吐血或者引起大量腹水。我们与和叔和家属谈话，希望再次开通分流道，但是，他们担心风险、担心再次分流道阻塞，一直在犹豫不定……

## 意外发生

呕血不断发生，家属终于同意我们再次做开通分流道的介入手术，我们积极准备并紧急安排了介入手术。然而，还没来得及手术，当晚和叔又出现了大出血，满口的鲜血往外喷，来不及补液输血就出现了失血性休克，昏迷不醒，不得不转入 ICU。后来，我去 ICU 探视了几次，尽管和叔的病情仍不容乐观，但他年迈的父母却对我微不足道的关心一再感谢。

和叔再也没有清醒过来，第二天就从 ICU 自动离院了。作为医生，我明白病人生命体征不平稳"自动离院"意味着什么。后来我打电话询问近况得知，从 ICU 回家当天和叔就没了。听到这个噩耗，我再也开不了口，而电话那头，和叔年迈的老父亲没有半句责怪，还对我们表示感谢，我湿了眼眶，感觉很多时候，医学在棘手的疾病面前，依然是力不从心。


## 后记

"健康所系，性命相托"，每每想起和叔，我都深感不安，唯恐自己医术不精而愧对病人的信任与感激。那颗弥足珍贵的火龙果是我行医道路上的启明灯，鞭策我无论前路多么艰辛，都要不忘初心，努力提升自己，帮助更多的病人和家属。

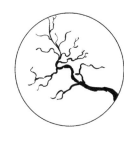

# 得晚期肝硬化的少年

## 晚期肝硬化

我见过不少肝硬化病人，大多数是中老年人，一个月前因消化道大出血来住院的小吴是我见过的最年轻的肝硬化病人。

据小吴的父母说，小吴7岁时就不怎么爱玩，还总感觉浑身无力，去医院检查发现"肝硬化、脾大"，诊断为"肝豆状核变性"，并药物治疗至今。

肝豆状核变性又称Wilson病，1911年首先由Wilson报道而得名，是一种先天性铜代谢障碍疾病。由于过多的铜元素沉积在肝脏和大脑里，造成肝脏的进行性损伤和大脑慢性损伤等。此病在儿童或青少年期发病，表现为肝损害、神经异常与角膜出现色素环等。

## 脾动脉栓塞术

小吴的肝硬化很严重，CT检查提示整个肝脏内有无数个肝硬化小结节，脾脏比肝脏还大，腹腔有大量腹水。化验提示白细胞和血小板明显降低，这都是脾大、脾功能亢进的表现。由于血液细胞破坏过多，白细胞过低，身体抵抗力下降，容易感染；而血小板过低则容易出血，甚至出现内脏出血和脑出血，严重者可危及生命。

以前，多数脾功能亢进病人采用外科切除脾脏的方式治疗，虽然可以消除脾脏功能亢进，短期内还可能降低门静脉压力，但却有超过40%的病人术后出现门静脉血栓的并发症。血栓可能会进一步发展为门静脉海绵样变，导致更严重的门静脉高压。门静脉海绵样变的治疗更棘手，疗效更差。这些年，我们介入科遇到大量脾切除后形成门静脉血栓和海绵样变的病人，他们出现了更严重的、更复杂的门静脉高压。

脾脏就像一颗桃子，外面的桃肉相当于脾脏的皮质，内部的桃核相当于脾脏的髓质。皮质是人体血液细胞的垃圾处理厂，而髓质产生大量免疫物质，是体内细胞免疫和体液免疫两大免疫系统的中心。脾脏肿大出现功能亢进仅仅是皮质引起的，而髓质的功能并不亢进。切脾，得不偿失，因此，我们一直呼吁，刀下留脾、慎重切脾！

我们给小吴制定的介入治疗方案，是脾动脉部分性栓塞联合肝脏自体骨髓干细胞移植。部分性脾栓塞的治疗原理是只栓塞功能亢进的皮质，同时保护并保留髓质。

手术是在局麻下进行的。经股动脉穿刺引入导丝和导管，二者配合插管至脾动脉的脾门处，经导管缓慢注射直径 100~300 微米的微粒，栓塞皮质的微细动脉，以控制脾功能亢进，恢复白细胞、红细胞和血小板到正常水平，减少感染和出血的风险。

## 自体骨髓干细胞移植

针对肝硬化，除了肝移植还没有其他确切有效的方法。对小吴和他的家庭而言，肝移植可能是一种好办法，但家庭无力承担高额的费用。

因此，我同小吴及其家属充分沟通后，尝试采用自体骨髓干细胞经门静脉移植治疗，这是当今世界范围内都在开展的治疗研究与探索。术中看着躺在手术台上瘦小的小吴，我只想尽我所能医治他。我小心谨慎地抽出鲜红的骨髓细胞，然后将细胞离心、分离，最后将离心后的骨髓干细胞通过肝区插的一根细导管注入门静脉，流入肝脏组织，让具有巨大分化潜能的干细胞在肝脏局部微环境中，分化成肝细胞，以修复、替代受损的肝细胞。

经外周静脉途径（打点滴）进行自体骨髓干细胞移植效果不好，以介入的穿刺和插管技术，直接注射到目标脏器内，这是上海国际医学中心刘保池教授开创的新技术，有部分病人已经获得不错的疗效。我一边做，一边想，到底能不能起作用，如果躺在台上的人是我的儿子、亲人，我会怎么做？坦白地说，虽然这是一种新的疗法，但是即便只有一线希望，我一定也会尝试，做出同样的选择。

小吴的姐姐是当地医院的护士，术前我反复和她沟通。这种方法目前在临床上没有广泛开展，我之前做的病人数量也不多，一部分回来复查的病人可见不错的疗效，在没有更好的选择时，是一种值得尝试的方法，至少不会给病人带来大的创伤与风险。当然，世界上没有一种方法是百分之百有效的，也没有包治百病的神药。如果有人告诉你有，那肯定是骗子。

介入是微创的治疗方法，除了门静脉穿刺的费用外，也没有其他高昂的费用，既然没有更好的治疗，这未尝不是一种可以尝试的方法。我想，希望本身就是一剂良药。

# 后记

　　年纪尚小的小吴就得了晚期肝硬化，今后可能需要反复治疗，即便如此也可能无法阻止最终发展为肝衰竭，甚至进展到肝癌，或者合并大出血的结局，令人十分惋惜。我在医院里见过太多病重、病危的病人，也深知医学的局限性，很多时候有心无力。我们所能做的就是在当前的医疗条件下，在带给他希望的同时，尽可能地减少创伤，小心呵护本就脆弱的病人，也许这就是医生的天职吧。

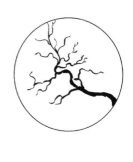

# 我用介入治愈了大量腹水的布－加综合征

## 四处寻医未果

2019 年 11 月，四处寻医未果的一对江西中年夫妻慕名来到郑大一附院介入科。我虽然见过很多重症病人，但是看到黄女士依然觉得很痛心。患病的黄女士本就双目失明，行走不便，还像临产的孕妇一样挺着一个大肚子，走路都得由爱人老林搀扶。

黄女士多年前双下肢肿胀、三年前开始下肢皮肤发黑，当地医院治疗未见好转。三个月前出现腹胀，在湖南的一家医院做了腹部 CT，诊断为"布－加综合征、肝硬化并门脉高压、大量胸腹水"。

布－加综合征是由最先发现这个病的两个外国人 Budd（巴德）和 Chiari（基亚里）的名字命名的，它的规范术语是巴德－基亚里综合征。这是一种肝静脉或肝段下腔静脉狭窄堵塞导致肝脏和下半身血液回流障碍的疾病，是一类静脉血管狭窄阻塞的复杂疾病。而黄女士的布－加综合征更为复杂，腹部 CT 显示"右心房口、下腔静脉血栓，肝左、中、右三支静脉都未显影"，还有"门脉主干血栓形成"，是我见过累及血管最多、最复杂的一位病人。

黄女士之所以得这么复杂的布－加综合征，和她患有 9 年白塞病有关。白塞病是一种全身慢性疾病，少部分病人可以出现血栓性静脉炎和深静脉血栓。黄女士就表现为血栓性静脉炎，导致右心房入口、下腔静脉、肝静脉和门静脉的血管全部闭塞了，从而引起大量腹水，腹胀、腹痛，让她痛苦不堪。

这对夫妻四处寻医，江西、湖南和广州等多家大型三甲医院都没有给她做手术，医生认为三支肝静脉和下腔静脉广泛闭塞，加上门静脉血栓，不管是外科手术还是介入治疗，难度都太大。但经过保肝、抗凝、利尿和每天放几百毫升腹水，黄女士的腹胀没有任何好转。后来，老林打听到有"河南介入教父"之称的韩主任擅长治疗布－加综合征，于是抱着最后一线希望来到郑州。

## 艰难的 TIPS 术

布-加综合征引起的顽固性腹水，根本原因与肝炎肝硬化类似，也是门静脉高压，但与肝炎肝硬化门静脉高压又有所不同，布-加综合征是肝静脉和/或下腔静脉闭塞，肝脏淤血水肿引起的肝硬化，形成的腹水量更大，更顽固难治，只有 TIPS 术可以奏效。

TIPS 术是"经颈静脉肝内门静脉体静脉内支架分流术"的英文简称，可通过分流通道，有效地降低门静脉高压，用于治疗各种门静脉高压引起的顽固性、大量腹水。经典操作是在局麻下用细针穿刺颈静脉，将穿刺套装送到一根肝静脉内，穿刺门静脉分支，在肝静脉和门静脉之间放置血管内支架，建立一条人工血液分流通道，重新恢复门静脉的血流，从而降低门静脉高压，有效治疗腹水。就像泥石流阻断河流形成堰塞湖，为疏通大量滞留的河水，而从河岸山体中开凿出一条隧道、水渠一样。

"你爱人病情十分复杂，下腔静脉闭塞范围广泛，延伸到了右心房入口处，穿刺难度大，很有可能穿刺失败或者穿破血管大出血，你好好考虑一下这些手术风险。"面对这么复杂的病人，我很慎重地与家属沟通。

老林却出乎意料的平静，这也许是他们多年四处寻医听了无数遍的话。

这样的手术，医生也面临两难的选择。不做，病人异常痛苦，病情进展危及生命，也可能是不远的将来就会发生的事。做，难度巨大超乎想象，手术失败的可能极大。

老林态度十分坚决地说："毕医生，你放心做，我们知道这病不好治，没有其他办法。既然来到这里，就是相信你们，只要尽力就行，如果失败，我们也不怪你。"黄女士肚子胀得像鼓一样，肚脐向外翻着，走路困难，不能侧卧，平躺也不方便……都说"医者父母心"，如果是我自己的亲人，我也会放手一搏！既然千里之外的老林夫妇选择了我，又如此地理解和信任，我们就与病人共同选择一次有可能获得新生的机会，我们决定努力一次，争取能够救黄女士一命。

对于病情复杂、难度大的手术，科室内进行了充分的术前评估和方案讨论，以尽最大努力、多个预备方案保证手术安全和成功。

"病人闭塞近端在心房水平，如果从右心房水平直接穿刺门静脉分支风险大，也不可行，可以先钝性开通近端的下腔静脉，直到肝静脉开口处，再进行常规的穿刺。"韩主任看着 CT 片子指导我们。

韩主任强调："一定要确保开通的路径正确，穿刺针不能穿破到下腔静脉以外，可以一边穿刺，一边通过介入设备上先进的

DynaCT 进行扫描监测。"

"黄女士的下腔静脉和肝静脉都完全闭塞了，几乎没有血流，如果不小心穿刺到下腔静脉以外或者腹腔内，也不用太担心，低压的静脉血流理论上不太可能大出血，应该也是安全的，可以放心尝试。"韩主任的分析使我们更有信心给病人做这台艰难的介入手术。

介入手术操作有条不紊地开始了。我小心翼翼地一点点向下腔静脉穿刺前进，穿刺几毫米就停下来进行 DynaCT 扫描。我目不转睛地盯着电子屏幕上的图像，终于观察到针尖进入肝静脉开口——是的，第一步成功了，开通路径是正确无误的，穿刺方向完全正确。随后，我们成功穿刺了门静脉左支，顺利建立了分流通道。护士擦去我额头渗出的汗，我悬着的心如释重负，手术成功了。

术后当天黄女士尿量增加，腹胀在慢慢缓解，可以走路活动、各种体位休息，没过几天就顺利出院了。七个月后复查，腹胀完全消失，老林和黄女士异常开心。


## 心存感激

老林心怀感激，回到江西老家后非要给我们寄点家乡特产，被我婉拒了。救死扶伤是医生的天职，对医生而言最好的感谢不是物质回馈，而是病人康复的笑容，是病人可以回归社会和正常工作、生活。后来，老林夫妻就像介入医学的公益宣传者，只要见到疑难重症的病人，就会把亲身经历告诉他们，告诉他们试一试介入技术，会获得救命的机会。

## 后记

医生的每一次手术都是没有预演的实操。奔波在医疗第一线，能用自己的技术救病人于水火之中，带来生的希望，是一名医生最大的幸福；能感受到病人真切的理解和信任，是医生甘愿放手一搏的最大动力。

虽然每一种疾病都有一个共同的名字，但是每一个得病的人却是独一无二的。病人不会照着教科书生病，医生也无法完全按照教科书上的方法治病。教科书是指导，经验是实践的积累。愿我们每一个医生都不忘初心，多一份责任、多读一些书、多积累一些经验、多创新一些技术，为更多的病人解除痛苦，挽救更多病人的生命。

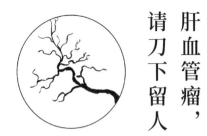

肝血管瘤，请刀下留人

## 老梁不想开刀

两周前，47 岁的老梁体检时发现肝脏占位性病变，当场就被吓着了。幸好，进一步做腹部 CT 检查诊断为肝血管瘤，而不是肝癌，当地医生建议老梁外科开刀切除肝血管瘤。老梁七年前因冠心病放过冠脉支架，心脏不太好，一直在吃药治疗，所以他不想开刀。

为了寻求微创的治疗方法，老梁来到我院，住进了外科病房。复查腹部 CT 发现，为肝内多发血管瘤，外科教授准备给他做"肝血管瘤包膜外剥脱术"。老梁一听就反对，明确表示不想开刀，他坚持要求微创治疗。后来老梁向当地医院介入科的吕主任咨询，才知道他这个病可以做微创的介入治疗。吕主任曾经在我科进修学习过介入技术，于是让老梁联系了我。

老梁来介入科病房找到我，询问他的病是否适合介入治疗。我看了老梁的 CT 片子，他肝右叶最大的病灶直径达到 10 厘米，另外还有几个小的病灶。

我告诉老梁："肝血管瘤是肝脏十分常见的良性肿瘤，不会癌变，不会破裂大出血，一般直径不足 5 厘米大小，没有什么症状的肝血管瘤不用治疗，像你这个 10 厘米的巨大肝血管瘤，如果有不舒服的症状才需要治疗，做微创的介入手术就行，不用剖腹开刀。"

听到介入手术不用开刀就可以治疗他的病，老梁十分激动。原定第二天大手术的老梁拒绝了术前准备，找到主刀医生，希望转介入科治疗。

## 肝动脉栓塞术

老梁转入我科的第二天就顺利做了介入手术，术后观察三天没什么事就康复出院了。我给老梁做的是超选择性肝动脉栓塞术，这是最常用的介入手术之一，在局麻下就可以完成。我用一根细针穿刺股动脉后，引入一根细导管和导丝，二者配合把导管送到肝动脉造影。对比剂进入肝脏内，可以清楚地把血管瘤和它的供血动脉都显示出来。术中造影和术前的 CT 表现类似，肝右叶有个球形的大肿块，四周还有许多像"爆米花"一样的小结节，这是肝血管瘤的典型表现。

为了避免损伤正常肝脏组织，我用一根更细的导管（微导管，直径不足 1 毫米）直接插入血管瘤的供血动脉分支内，再把配制好的栓塞剂缓慢注射到肿瘤内。介入栓塞后血管瘤的瘤腔内形成血栓，血栓机化、纤维化，从而让病灶萎缩。

我们常用的栓塞剂是在手术台上现场配制的，把一种血管硬化剂加入碘化油中，通过用两个注射器对接反复抽吸，充分混合均匀，最终配制成像酸奶一样的乳剂。血管硬化剂是一种能够破坏血管内皮细胞，继发血栓形成的药物，最常用的是平阳霉素和博来霉素，我给老梁用的就是平阳霉素。

超选择性肝动脉栓塞术适合像老梁这样肝血管瘤体积大、供血动脉较为丰富的病人，栓塞后再次造影发现原来的血管瘤不再显影，说明已经被彻底阻断。术后四到八小时即可下床活动，术后两三天便可出院。以后每半年左右复查一次肝脏彩超或 CT，一般会观察到病灶逐渐变小萎缩。

另外，对于供血动脉不丰富的病人，可选择直接穿刺消融术——通过细针经皮肤、肝脏穿刺到血管瘤，连接消融设备如微波加热消融、氩氦刀冷冻消融等，从而使血管瘤变性坏死，吸收萎缩。

## 容易被误解的肿瘤

肝血管瘤是肝脏常见的良性疾病，严格地讲，虽然也是一个肿块，但不是肿瘤，而是一团发育异常的畸形血管，医学的全称叫海绵状血管瘤，病理学上属于静脉畸形。可发生于任何年龄，多数是先天形成的，以女性多见，可以是一个或多个病灶。

有不少医生把肝血管瘤和动脉瘤混为一谈，很多老百姓也误以为血管瘤就是动脉瘤，担心碰撞会破裂大出血，常常会焦急地来医院寻求治疗。

肝血管瘤不是动脉瘤，和动脉瘤有天壤之别。肝血管瘤是一大堆不规则扩张的静脉血管团，如同海绵一样柔软，几乎不会破裂、不会大出血、也几乎不会恶变。异常的静脉团块质地十分柔软，静脉内血压低、血液流动缓慢，自然就不会像动脉瘤那样破裂大出血。而动脉瘤是动脉血管壁上鼓了一个包，高压的动脉（收缩压100多毫米汞柱）很容易冲破管壁上鼓起的包，引起破裂大出血，这样的失血是要命的。

肝血管瘤的生长与雌激素水平有关，绝经后的女性朋友由于雌激素水平降低可停止生长，因此快到更年期的女性朋友可以不治疗。病灶小、稳定不增大、没有明显症状的肝血管瘤，都可以观察，不必过度治疗，更不必外科切除。瘤体直径超过5~10厘米，出现明显症状或者近期明显增大的病人才需要治疗。

过去，由于人们对肝血管瘤的误解、担忧、茫然无知而选择开刀手术，开刀带来的损伤和危害可能比肝血管瘤本身的危害更大。这种像海绵一样柔软的韧性结构，比肝组织要结实得多，一般程度的碰撞是不会引起破裂的；但是，一旦把血管瘤切开，就像切开了吸满水的海绵一样，整个切面弥漫出血，难以止血，反而会发生致命性的大出血。

# 后记

肝血管瘤是肝脏最常见的一种良性疾病，无恶变倾向，大多无症状，原则上以随访观察为主，这是国内外已经普遍达成的共识，建议一年复查一次肝脏彩超、CT或磁共振。

动脉栓塞或消融是肝血管瘤的两大治疗手段，但需要严格把握适应证。对于体积大或近期增长快的病变，血供丰富者选择动脉栓塞治疗，乏血供者可以做消融治疗。介入治疗几乎可以代替外科治疗，适合所有肝血管瘤的病人，具有创伤小、并发症少、住院时间短、花费低、恢复更快等优点。由此，我们提醒病人和医生注意，肝血管瘤不要开刀，请刀下留人。

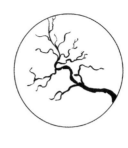

# 介入排石治好了李奶奶的胆总管结石

## 胆总管结石

一个月前，80 多岁的李奶奶出现腹痛、发烧，当地医院超声检查发现"胆结石"，建议李奶奶做腹腔镜取石手术。她的儿女们觉得老人年纪大，担心手术风险高，没有做手术，采用了药物保守治疗。

半个月前，李奶奶吃油腻一点的食物就会恶心、呕吐，有时甚至闻到油腻食物的气味也会呕吐。除此之外，李奶奶还出现了连续发烧、腹痛，皮肤和眼睛也逐渐发黄，这是典型的胆道结石三联征：

腹痛、发烧和黄疸。

家属意识到李奶奶病情加重了，再次前往当地医院做了腹部CT检查，报告显示胆囊明显增大，胆囊壁水肿，提示胆囊炎；位于肝脏外的胆总管扩张更为明显，胆总管末端还观察到一枚发亮的高密度结石。血常规和肝功能等化验指标提示黄疸、胆道感染。医生意识到李奶奶病情有些严重和危险，让其尽快转往上级医院治疗。

## 胆道镜取石术

李奶奶急诊住进了我院肝胆外科，医生建议在全麻下切开胆总管取出结石。这个手术需要在右上腹切开一个 10 多厘米长的口子，找到胆总管并切开一长约 1 厘米的小口，用取石网篮套住结石后取出。取出结石后，需要在胆总管内放置一根"T"型引流管，最后缝合切口，盖上敷料，手术结束。

听到外科医生这样描述，家属担心老人年龄大，害怕耐受不了这个大手术，一直在犹豫。

"有没有微创的治疗方法呀？老太太年纪大，身体差，我们做儿女的担心她受不了全麻、气管插管、开肚子，太遭罪了。"家属追问外科医生。

"还有一种微创的腹腔镜手术，在腹壁打几个眼，利用镜子进到腹腔找到胆总管，然后切开胆总管取结石。这个手术也得在全麻下进行。"家属觉得这样开腹微创了，但还是要全麻、切开胆总管、留置"T"型引流管，仍然担心，下不了决心。

三天后，李奶奶身体更差了，皮肤和眼睛发黄明显加重，还出现了寒战、浑身发抖、高烧，体温高达40℃以上。外科值班医生考虑是胆道结石引起阻塞性黄疸，继发的胆道感染在加重，需要紧急解除胆道梗阻，控制感染，于是请来了消化内科和介入科医生会诊。

消化科可以做胃镜和十二指肠镜，但需要在全麻下将镜子从口腔送到十二指肠，切开十二指肠乳头部，用结石网篮套住石头并拉出胆总管。在十二指肠乳头部进行内镜操作，会碰到胰腺，有一些病人可能出现胰腺炎。家属听到要切开，还可能出现胰腺炎就很紧张。

## 介入排石法

"老太太目前是结石阻塞性黄疸和胆道顽固性感染，需要尽快介入手术进行胆汁引流，减轻黄疸、控制感染。"我翻看李奶奶的病历后，告诉家属。

"我们做的是介入手术，不用开刀剖腹和全麻，只需要局麻、穿刺胆道、插个导管就行，老太太身体状况是受得了的。"我看家属有些担心，补充说道。

"那你能把胆总管的结石也取出来吗？"李奶奶的大儿子问我。

"当然的，我们不是取出结石，是在胆汁引流的同时把结石推到肠管里，让结石随粪便排出。"

"太好了，我们就是希望不开大刀治病，老太太年纪大，辛苦了一辈子，我们不想让她太遭罪。"听到我的回复，家属有些激动。

李奶奶当天就转来介入科，她病情已经很危重，我立即安排了急诊介入，第一时间给她引流、退黄，排出结石。不然，胆道感染可能会继续恶化，甚至出现感染性休克，危及生命。

我们用穿刺针成功穿刺扩张的胆总管，引入导丝和导管到胆总管。导管造影显示胆总管明显扩张、增粗，在胆总管末端有一个 1 厘米大小的结石。导管触碰结石，还可以看到结石滚动。

这枚胆总管结石很可能是肝内胆总管结石或胆囊结石脱落进入胆总管形成的。胆总管与十二指肠之间有一个像单向阀门结构——

十二指肠乳头，可以避免肠内污染物逆流进入胆总管。然而，正是这个结构的存在让直径较大的胆总管结石很难自行排入肠管，从而引起了胆道梗阻，出现了黄疸和感染。

介入操作沿着导丝把球囊导管送到十二指肠乳头部，先扩张这个结构，再把球囊退回到结石近端，充盈球囊后顺利将结石推入肠管。然后，在胆总管内放置一根直径3毫米左右的引流管。这根引流管的作用是加速引流感染的胆汁，尽快消除炎症和黄疸。

介入术后第二天李奶奶明显好转，不再发烧、控制了感染；一周以后，顺利出院。我建议她两三周后再来拔除引流管，这个病就彻底治好了。

## 后记

胆总管结石平常在胆总管内漂浮着没有什么症状，一旦向下嵌顿在接近十二指肠乳头部的胆总管里，刺激胆总管炎症，引起胆总管完全梗阻，表现为肝功能异常和胆红素增高。胆总管受结石刺激，可出现痉挛疼痛，胆汁潴留继发感染、出血，表现为发烧和寒战等。介入排石法通过很细的导丝和球囊导管，将结石从胆总管推入肠管内，随大便排出。这种经皮穿刺排石术，在腹部皮肤上只有针眼大小的一个穿刺点，创伤小，几天后就可以消失不见。像李奶奶这样年纪大的病人，外科手术或消化内镜排石风险高，介入排石给这类病人提供了一种新的选择。

# 穿刺引流治好了老杨的肝脓肿

## 老杨痊愈出院

前天老杨过来复查，腹部 CT 显示他的肝脓肿已经完全引流干净，化验显示炎症指标也都恢复了正常。昨天我把他的引流管拔除了，观察一天没有发现异常。这次一共只住院了三天，老杨就开心地出院了。

## 不典型肝脓肿

一个多月以前，60 多岁的老杨刚来看病时，有些急躁、不耐烦，和这次住院的心情有天壤之别。当时他反复寒战发烧，体温最高达39.3℃，服用退烧药才能降下来。两周时间内他的病情时好时坏，反反复复，实在难以忍受才来看病。门诊医生初步判断老杨可能得了肺炎，让他做了胸部 CT 检查。然而，胸部 CT 表现正常，却在肝脏内发现"团片状低密度影"。由于胸部 CT 只能显示部分肝脏，影像科医生建议进一步检查肝脏，弄清楚肝内是什么病灶。门诊医生给老杨开了肝脏超声检查，检查报告显示"肝内多发不均质低回声、伴无回声区，怀疑肝脓肿"。

门诊医生安排老杨住到我们介入科病房，准备进行介入诊断与治疗。

老杨刚住院时，有些着急，脾气也不好："我是什么病呀，都做了 CT 和超声，还没搞明白？"

"结合你这几周反复出现寒战发烧的表现，还有血液化验发现白细胞明显升高，我们高度怀疑你得了肝脓肿。但目前的 CT 平扫和超声还无法完全确认，建议你再做个增强肝脏 CT，可以进一步判断是不是这个病，如果是，还能为介入引流治疗做好准备。"我向他耐心解释。

然而，增强 CT 检查也没能明确诊断，报告只显示"肝内近肝门区低密度病变，没有看到明显强化，考虑肝脓肿？"

老杨明显不耐烦了："考虑肝脓肿，那到底是不是肝脓肿？我们不治了，回家！"看来老杨真是个急性子，他的态度不太友好，同样性子急的我也跟着急了起来，心想他想出院就让他出院得了。

"老杨就这脾气，你别理他，我去说说他。"他妻子过来解释。听了她的话，我也多了一份理解，毕竟病人生病几周了，一直诊断不清，治疗也不见效，心里着急也是人之常情。我和家属详细沟通了接下来的治疗方案。

## 内外科治疗

"老杨目前的表现不是很典型，可能和他在家已经用了抗生素有关。或者，目前肝脓肿没有彻底坏死，出现液化，就像苹果没有烂透，没有烂成泥、化成水，看起来还算正常一样。但目前肝脓肿的可能性是最大的。"我分析了病情。

过去，如果碰上这种情况，内科往往继续使用抗生素进行保守治疗，但需要找到敏感性抗生素，治疗才会有效。这需要抽血进行细菌培养，有时候还需要进行肝脏穿刺，抽出病灶内的脓液做细菌培养。

外科治疗就是开刀，切开观察便可知是脓肿还是肿瘤。如果是脓肿置入引流管进行持续引流，直到脓液引流干净，再拔除引流管。如果是肿瘤就进行切除手术。全麻下切开引流术创伤较大，并发症较高，也容易损伤邻近器官，代价有点大。

## 介入治疗

介入置管引流治疗肝脓肿的理念是由外科切开引流术演变而来的。相比切开引流术，介入手术局麻下通过经皮经肝穿刺即可完成，穿刺后置入引流管并持续引流，同样可以达到治愈的效果，大大减小了手术创伤，减少了手术时间、费用和并发症。这种操作就类似于护士给病人打针一样，治疗方便，康复快速。

考虑到老杨肝脓肿的可能性大，我先用细针穿刺到病灶内，抽吸出来的果然是脓液，证实我的分析。我用抽吸留取的脓液做细菌培养，以找到敏感的抗生素。

随后，采用介入的导丝导管交换技术，直接做脓肿穿刺引流术。经穿刺细针引入导丝到脓腔内，沿导丝把多侧孔引流管送到脓腔内，固定并持续引流。这种引流管的头端有多个侧孔，引流效果好，头端还设计成襻，外形像猪尾巴一样，方便牢固固定，避免引流管脱落。引流管末端接上引流袋，就可以持续引流脓液了。

老杨手术后观察三四天没有问题就出院了。出院后可以在家继续引流，直到脓液消失，脓腔闭合，再来医院拔除引流管即可。

## 后记

肝脓肿治疗从过去剖腹开刀发展到细针穿刺抽吸引流，是介入发展的一个典型缩影。有人把介入医学比作医学园地中的一朵奇葩。作为介入人，我认为介入医学之所以可以在短短三十年间异军突起，成为与内科和外科并列的第三大学科，与其微创、并发症少、见效快、康复快的优点密不可分。介入诊疗可以缩短住院时间，缩减治疗成本，减少创伤，减轻痛苦。介入医学以病人为中心，为病人提供更优质的服务，愿介入医学带给我们更加美好的前景。

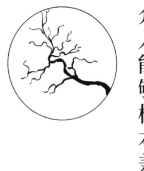

# 全身发黄——阻塞性黄疸，介入能够标本兼治

## 阻塞性黄疸

一月前，83岁的杨老太全身皮肤和双眼发黄，逐渐加重，四天后出现右上腹部疼痛，老太太怕给孩子添麻烦，一直强忍着，没有主动告诉儿女。过了两个星期，儿女发现老太太全身皮肤黄得像个"黄金人"，吓得赶紧带她去了医院。

当地医生做彩超诊断为胆囊炎，医生开了些补血、退黄和治胃胀的药物，吃药后没有好转，儿女又带她来到了我院。儿女找到同乡的李教授。经验丰富的李教授一看到病人就知道不是简单的胆囊炎，马上给杨老太做了腹部CT检查。

李教授指着片子就对家属说："老太太不光胆囊增大，肝内外胆管都增粗、扩张了。胆管里长了肿瘤，已经引起了胆管梗阻，这个病很危重，得赶紧住院治疗。"

李教授给我打来了电话："毕博士，我老家一个 80 多岁的老太太，是阻塞性黄疸，找你住院，麻烦尽快做介入减黄手术，不然老太太很危险。"

## 胆道活检 + 引流术

入院当天下午，化验结果就出来了，总胆红素高达 413.12 μmol/L，而正常值是不超过 25 μmol/L，足足高出了正常值近 20 倍。我立即安排了急诊介入手术——经皮肝穿刺胆道引流术，快速引流梗阻的胆管，否则可能继发感染引起化脓性胆管炎，或者肝功能衰竭，很可能危及性命。

介入操作引流阻塞性黄疸是一项古老又新颖的技术。早年是采用粗针一步法穿刺，是盲目穿刺，命中率低，创伤大；此后发展为单纯透视下穿刺，还是粗针一步法穿刺，虽然可以在透视下看着穿刺，但不是实时看到，而是穿刺后再在透视下看看是否穿刺到位了，这种方法仍然创伤大，成功率也不高；现在是在腹部 CT 或 MRI 图像指导下，选择皮肤穿刺点、进针方向和深度。然后在数字减影血管造影（DSA）的实时监测下，以细针二步法完成穿刺和引流，纤细的针属于无创伤性穿刺，创伤小，成功率几乎 100%。

局麻下的穿刺操作，像杨老太这样身体条件差的高龄病人也可以耐受。一般选择右肝内胆管穿刺，右侧腹部消毒、铺巾、局部麻醉后，用尖刀片挑出 2 毫米的皮肤小口。用比缝衣针还要细的专用穿刺针（千叶针）穿刺肝右肝管的分支，经穿刺针缓慢注射对比剂，如果胆管显影，证明胆管穿刺成功。经穿刺针引入直径仅 0.45 毫米的微细铂金导丝进入胆管，然后沿铂金导丝引入三件套导入器进入右主胆管。三件套的内芯 0.45 毫米，直径仅 2 毫米，头端由细逐渐变粗，由软逐渐变硬，这样的设计是为了方便进入胆管。退出导入器的内芯，并保留外鞘。外鞘的内芯直径 0.98 毫米，允许通过普通导丝，随后可以完成各种后续胆管介入操作。

胆管造影显示杨老太肝脏内的胆管都明显扩张，左右两侧的主肝管内均长有肿瘤，肿瘤波及左右肝管汇合的肝总管，左右肝管和肝总管复合性严重狭窄，影像表现支持胆管癌。

为了明确胆管癌的病理类型，我先采用"胆道钳夹活检法"给杨老太取出几条肿瘤组织做病理学检查。这是我科在世界上首创的胆道活检技术。过去，由于缺乏胆道活检技术，很多胆管癌合并阻塞性黄疸的病人，因无法得到病理学结果，延误治疗而失去了生命。

钳夹活检取得组织后，通过病理检查可以明确肿瘤的类型、恶性与分化程度和免疫组化特征，还可以发现有无基因突变，为后续科学治疗肿瘤提供参考，以取得良好的长期疗效。

完成胆道活检后，在两侧胆管内都放入胆道引流管，引流梗阻的胆汁，以尽快消除黄疸并恢复肝脏功能。等待肿瘤病理结果出来后，再采取有效的治疗措施，比如胆道粒子链、胆道携带粒子引流管、动脉灌注化疗与栓塞等，控制肿瘤进展。

## 胆道支架 + 粒子条

胆管引流一周后，杨老太全身皮肤黄染基本消失，精神状态和饮食也恢复了正常，化验总胆红素已接近正常。家属看到这么可喜的效果，都十分高兴，但看到老太太肚子上挂着两根引流管，总觉得她遭罪，生活上很不方便，问我能不能把管子拔掉。

"老太太阻塞性黄疸的病理和免疫组化结果出来了，证实是高分化腺癌。通过引流黄疸已经消退，疾病的'标'治好了，下一步是治疗疾病的'本'，也就是针对肿瘤进行治疗。"

"我们可以置入胆道支架，把梗阻的胆管疏通，恢复成原来的状态。老太太梗阻的部位有三处——右侧主肝管、左侧主肝管和肝总管的三岔口区，需要置入特制的'Y'型对吻支架。这种胆道'Y'型对吻支架需要交给生产工厂进行个体化定制。"

听了我的话，家属高兴地说，"我们放支架，那就赶快定制支架吧，需要多长时间呀？"

"支架定制从下单、编织、成形、消毒、检验、包装、运输，整个周期一般需要一周时间。"

"那我们还要再等一周吗？什么也干不成？"家属有些着急。

我说："我们怎么会让你们再等这么久呀，放置引流管的第二天就已经下了订单，估计这两天就到了。"

家属立刻高兴起来："真是太谢谢你们了。"

"放置支架只能短期扩张胆管，后续肿瘤进展，还会再次堵塞支架。我们对肿瘤的治疗计划是支架配合粒子条。就是把具有放射性的碘-125 粒子装在无菌的小管中，制作成粒子条，留置在胆管的肿瘤旁边，通过近距离放疗杀灭癌细胞。"家属越听越高兴，表示一切都听从医生的安排。

经过原来的引流管通道，在左右肝管和肝总管内置入"Y"型对吻胆道支架，同时把两根粒子条放到胆管癌部位，共放入 20 颗粒子。复查造影证实胆道支架位置良好。为了确保充分引流胆汁，保留了一侧的引流管，一方面可以加强胆道引流，另一方面也是为了"留一条后路"，万一出现状况还可以方便进行后续处理。

为了观察粒子对胆管肿瘤的辐射情况，我给杨老太复查了单光子发射计算机断层成像（SPECT），可以检测出粒子发射出来的 $\gamma$ 射线。结果显示胆道内粒子辐射均匀，充分覆盖到了肿瘤。相信不久的将来，胆管癌会得到有效控制，达到治标（减黄）又治本（抗癌）的理想效果。

# 后记

胆管癌引起的阻塞性黄疸如果不及时、有效地解除梗阻，病人很可能在短期内出现肝衰竭、凝血机制障碍或感染性休克而危及生命。胆道引流并解除黄疸是首要任务，即先治"标"。黄疸降到安全范围后，再积极治疗原发病——胆管癌，即治"本"。介入治疗可"标本兼治"，既能有效、快速解决胆道梗阻，恢复肝功能，又能治疗胆管癌本身。微创的介入技术为杨老太太这样的高龄、病情危重病人，带来了活下去的希望。

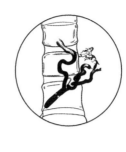

# 十岁小女孩，切脾四年以后吐血了

## ICU 的急诊来电

今天是星期六，本想早点查完房回家陪伴孩子。9 点突然接到 ICU 的急会诊电话，10 岁女孩小唐昨天晚上大量吐血、便血，出现了失血性休克、昏迷。ICU 的管床医生已经给家属下了病危通知，幸好夜里抢救成功暂时保住了命。现在，管床医生询问能否尽快做介入手术止血。

我告诉管床医生："消化道大出血应该尽早做介入，但是做介入前需要做上腹部 CT 平扫＋增强，以了解出血的原因和部位，制定具体介入方案。"因此，我建议管床医生："马上申请急诊上腹部 CT 平扫＋增强检查。"

与此同时，我立即联系介入手术室，让值班技师和护士做好急诊手术准备，为小女孩的生命开通绿色救治通道。

小唐很不幸，在她 1 岁半的时候，因为"肝破裂"做了"部分肝脏切除术"。6 岁又诊断出"门静脉高压、脾大"，做了"脾切除＋胃底静脉断流术＋脾肾静脉分流术"，小小年纪就承受了两次巨大的开腹手术。昨天，她毫无征兆地突然大量吐血，因为病情太过危重，当地医院用"120"救护车把小唐连夜转送到我院 ICU。昨天呕吐两次，吐出大量血块和食物残渣，住到 ICU 后再次吐血。管床医生联系到我时，小唐已经吐血三次，经历了一次抢救，如果再不设法彻底止血，这个小女孩很可能没命。

## 门静脉海绵样变

小唐没有得过肝炎，但做过脾脏手术，我首先想到的就是"门静脉血栓、门静脉海绵样变"这个病，这是切除脾脏后发生率极高的严重并发症，也是小唐最可能的病因。管床医生领着病人及家属做完急诊 CT，就立即把病人送到了介入手术室。我第一时间查看了她的 CT 图像，如我推测，的确是门静脉血栓和门静脉海绵样变。

血栓形成有三要素：血管壁损伤、血流缓慢和血液黏稠（高凝状态）。而切脾手术正好满足这三点：脾切除损伤门静脉壁，断流后门静脉血流变得缓慢，脾切除后血小板急剧升高和手术创伤身体反应性凝血因子分泌增多出现血液高凝。临床上，大约五分之二以上切除脾脏的病人会形成可怕的门静脉血栓。

前边的文章提到过，我们吃饭后，经胃肠道吸收的全部营养就是通过门静脉输送到肝脏的。门静脉形成血栓，阻塞管腔，原来应该流向肝脏的血液无处可去，便形成门静脉高压。树的主干被砍断会从侧面发出许多根小枝杈，河流主干突然被泥石流堵塞，周边会形成大量分流的小河道，人体也一样，为了代偿门静脉的功能，会形成大量紊乱的侧支小静脉。这些紊乱的小静脉就像一团"海绵"，此病因而得名。

引起上消化道大出血的也是这个原因——门静脉高压。门静脉闭塞后，虽然海绵样的血管能允许一部分门静脉的血液流入肝内，但无法将正常门静脉的血液全部送入肝脏，因而门静脉会出现高压症状。就像大路堵车，很多人会选择绕行小路一样，一部分门静脉血流不得不"另找出路"，其中最常见的侧支循环通路就是食管胃底静脉丛，压力高的门静脉血流经过食管胃底静脉丛，再流入上腔静脉回到心脏，导致食管胃底静脉不断扩张迂曲，最终不堪重负，破裂大出血，血液进入胃腔。

## 无人应答

增粗曲张的食管胃底静脉一旦破裂大出血，如果得不到及时有效的救治，病人随时会大量失血死亡。这是因为，食管和胃都是中空的空腔脏器，空腔脏器就像是巨大的容器，可以无限容纳血管破裂涌出的血液，难以自行止血。这种情况出血量巨大，病情十分凶险。想想我们的胃能吃多少饭，喝多少水就知道里面能容纳多少血液，当血液装满胃腔，出现呕吐反应把血吐出来，就是吐血；或者由胃进入肠道，最终经肛门排出，就是便血。

为了救治女孩小唐，昨晚 ICU 的管床医生除了积极给小唐进行了止血、输血、补液等内科保守治疗外，已经先后联系了肝胆胰外科、小儿外科、消化科等会诊，因出血凶险、病情危重，这些科室处理风险大、缺乏直接有效止血措施，因而他们建议请介入科处理。

管床医生无奈地说："昨晚我联系了五六个科室，都说没法进行直接治疗。"

我安慰他说："没事，大家都说找介入科，出血找介入。"我补充道："门静脉海绵样引起大出血做急诊介入是不二选择，一个仅 10 岁的小女孩，如果再止不住血，这条鲜活的生命很可能就没了，我们介入科一定要把这个祖国的花朵救活！"

## 曲张静脉栓塞

幸好，小女孩命大，昨晚挺了过来，暂时平稳了。

我给小女孩消毒时，看到她右腹部那条长长的手术刀疤，在她瘦小、稚嫩的身躯上，显得那么扎眼。我想，我们再也不能让她遭罪，给她留下创伤。小唐害怕地看着我，也许是联想到曾经两次开腹之痛，但懂事的孩子并没有哭闹，只是默默地流眼泪。

我一只手握着她的手，另一只手给她擦眼泪："别怕，叔叔就给你打个针，不开刀，就像被蚊子叮咬一下，不太疼的。"

然而，术中穿刺海绵样变的血管极不顺利，正常的门静脉像高速公路、宽阔笔直，而海绵样变的血管紊乱、迂曲，如同山间小溪，导丝很难进入门静脉的主干，对准门静脉主干走行区域反复穿刺造影尝试，最后终于把一根很细的导管送到门静脉内。造影果真发现了一条明显曲张的食管胃底静脉——这就是出血的元凶。我设法将更细的微导管插入这根曲张静脉，注入组织胶，破裂出血的曲张静脉被成功栓塞，血流得以阻断，再出血得以避免。

组织胶是一种无色的透明液体，注入曲张静脉后快速凝固，进而堵塞出血静脉。介入栓塞可以在透视机器（有像电视机一样的屏幕）上，直观地看到所有曲张静脉，并一条条彻底栓塞，而且栓塞操作都是在透视下进行的，全程可见，更为安全。

手术是在局麻下进行的，避免了失血性休克病人全身麻醉、气管插管的风险。历经两个多小时的手术顺利结束时，看到小女孩的血压、脉搏等生命体征都很平稳，一个上午的辛苦让我感到十分值得。

我告诉小女孩："你很勇敢。你身上只有一个小针眼大小的伤口，过几天就会消失不见，不会留疤。"

当然，介入手术也不是完美无缺的，由于门静脉高压持续存在，今后很可能还会复发，出现大出血。所以，我一再叮嘱小女孩的父母，一定要定期复查，找机会过来医院做肝内门体内支架分流介入手术，降低门静脉压力，或者做肝移植手术，彻底避免再出血。

门静脉海绵样变多见于中老年人，虽然不是癌症，是良性疾病，但危害很大，多数病人因大出血失去生命。对于一个 10 岁的小女孩而言，得这个病有点残忍，今后有可能反反复复接受介入。看着眼前这个和我儿子差不多大的孩子，多么希望她远离病魔，快乐平安地长大。

# 后记

珍惜脾脏，非不得已不要切除。切除脾脏使人体免疫力降低，易于出现门静脉血栓海绵样变。

疾病面前每一个人都是渺小的。身为医生，也总有恨自己无能为力的时候。作为一名介入医学医生，每当穿上沉重的铅衣，我都希望自己是华佗再世，手到病除。我国肝胆之父吴孟超院士常说："一个人，找到和建立正确的信仰不容易，用行动去捍卫自己的信仰更是一辈子的事！"作为医生的我，唯有终身学习，不断进步，掌握真本领，才能像吴老说的那样用行动去捍卫自己的事业。

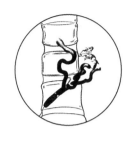

# 脾功能亢进，可以不用开刀切脾

## 严肃的谈话

今天给肝炎肝硬化引起脾功能亢进的病人家属进行术前谈话，我解释说："介入治疗脾功能亢进是通过栓塞脾脏的皮质，让亢进的脾功能恢复正常；同时尽可能保护脾脏中发挥免疫功能的髓质，而达到消除亢进功能、保护免疫功能的精准治疗目的。这比手术切除脾脏创伤小，风险低，术后恢复快。"

当我说到可能引起并发症的时候，家属打断我问："介入手术不用开刀就能治病，那还能有什么风险呀？"

我告诉他说:"吃一片药有风险,打一次针有风险,外科手术有风险,介入手术也不是绝对安全。"

我之所以让家属充分了解可能的风险,是因为科室主任为了让我们时刻保持警醒,反复给我们讲述一个脾脏栓塞后出现严重并发症的病人,主任作为专家参加了那次省医学会的医疗事故鉴定。那是某一个医院医生的熟人,为了图省钱,病人没有住院,没有按要求术前预防性使用抗生素,术后给他们交代的必要用药也被当成了耳旁风,结果术后继发脾脏感染、膈下脓肿、麻痹性肠梗阻,病人九死一生,多次出现了病危。

## 脾功能亢进

中年老王得的是乙肝肝硬化,脾大、脾功能亢进,因为有腹水,所以肚子胀得很大、面色灰暗,这在医学上叫"肝病面容"。血液化验提示白细胞、红细胞和血小板都很低,在医学上叫"三系减少"。三系减少的病因是肝硬化导致门静脉高压、门静脉高压引发脾脏肿大。脾脏体积增大,杀灭血液细胞的功能也会加大,医学上叫脾功能亢进。脾脏破坏的血细胞过多,身体制造的补充不上,使血液中的血细胞出现减少。

老王的晚期肝硬化使肝功能和凝血功能都很差,内外科都没办法的情况下，转到介入科做了脾动脉部分栓塞术。手术在局麻下进行，先在老王大腿根部穿刺股动脉，引入导管插入脾动脉。造影后，经导管向脾动脉缓慢注射直径仅 100 ~ 300 微米的栓塞微粒，栓塞大部分脾脏皮质动脉分支以控制脾功能亢进。同时保留大部分脾脏髓质动脉分支，以保护脾脏正常的免疫功能。介入手术操作本身没什么难度，整个手术过程也很顺利。

然而，术后病人出现了尿量减少，肚子也一天天鼓得更大，腹胀不断加重。检查和化验发现白蛋白低，腹水增多。记得那段时间每天都要给老王输液、补充白蛋白、利尿、保肝等。治疗期间，我几乎天天守在病房，不时去看望他，及时对症处理。

"功夫不负有心人"，治疗两周后，老王腹水逐渐减少，他终于恢复到能够维持正常生活的状态，我所有的努力都值得了。


## 印象深刻的插曲

同时，深深烙在我心中的还有两个小插曲。

有一次老王的妻子问我："怎么白蛋白还没输上？"

我知道这段时间他们花费太高，经济压力很大，想着节省一些，控制一下白蛋白的使用。我回答："看看今天病情，是不是特别需要使用，我再开。"

她却十分愤怒，大声呵斥道："那是救命的药，怎么可以不开！"

我一下子就愣住了，一时不知道如何处置才好。我委屈，好心被家属误解……幸好，主管老师安抚了老王的妻子，并马上给老王输上才让事情得以平息。那时的我想法比较简单，觉得自己这么多天尽心尽力地照顾病人，一切都是为了家属着想，反而受到家属的指责。后来，我换位思考了一下，病人病情加重了，都希望早点好起来，家属内心的焦虑与担忧，难免会影响心情。

第二件事，发生在老王腹胀加重的时候。眼看老王的肚子一天天鼓起来，家属越来越焦虑，有一次液体输完，护士准备更换输液袋，老王的妻子又一次情绪激动并大声呵斥道："病人肚子里全是水，都快炸了，还输什么液。"

我心里想，为了节约费用少用一点药她生气，正常治疗用药她还生气，护士也很是委屈，我正准备去向老王的妻子解释时，被有经验的护士长拦住了。她说："家属这会儿情绪激动，你去解释容易引起争吵和冲突，等平静下来再说吧。"

我逐渐能理解家属的反应了，毕竟至亲的人病情在加重，情绪失控也是人之常情。

后来，病人好转起来，老王的妻子主动过来向我们道歉。虽然记不得原话，但很清楚记得老王的妻子对我的评价。她说不管我的医术水平如何，但对病人很负责，这半个多月来的付出她都看在眼里，希望对我的指责别往心里去。

她简单的这几句话，之前的种种委屈我都感到释然了。虽然医患双方会有矛盾，但医生全心全意为病人服务之后，还是可以换来理解与感激的。正是这份信念，给了我莫大的信心，让我对行医之路不再畏惧，充满自信。

如今，我每一次做脾功能亢进手术之前，都会和家属讲这个故事。尽管这种情况的发生率很低，但充分预估可能的风险和后果，还是有必要的。听完我的风险告知，眼前的家属还是相信我并慎重签下了名字。手术很顺利，术前担心的情况都没有发生，"虚惊一场"是好事，对吧。

## 后记

肝炎肝硬化合并脾大、脾功能亢进十分常见。过去，这类病人往往进行脾脏切除。韩新巍主任一直呼吁慎重切脾，切脾后不仅会损害免疫功能，还可能带来门静脉血栓和门静脉海绵样变这类严重并发症。介入治疗采用脾动脉部分栓塞术，创伤小、安全性高，完全可以取代切脾，介入栓塞既可以消除脾脏的亢进，又保护了人体免疫功能。

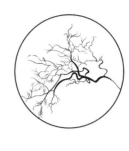

# 我劝老徐：药有价，命无价

## 疾病进展

一个多月前，我的一个远房亲戚老徐从我科出院，那已是老徐第四次来郑州住院，原因是右肺出现了转移癌。这意味着经过几个疗程的化疗，他的病情还是持续恶化，原来的化疗方案无效了。肿瘤专家建议，给他改成二线的靶向治疗和免疫治疗。

然而，靶向治疗和免疫治疗的药物需要自费，老徐很纠结，他不打算吃药。靶向治疗一个月的费用是几千块钱，虽然支出不小，但我还是劝老徐用药。毕竟他才四十多岁，家庭条件能承担，目前还有办法治疗是庆幸的，如果药物能够控制住肿瘤，花钱也是值得的。一旦病情进一步恶化，如果双肺都出现大量转移灶，医生也很可能束手无策，无能为力，到那时才真的是药有价，命无价。

## 罕见癌症类型

两年前，老徐体检时发现腹膜后肿物，CT 显示"腹膜后恶性肿瘤，左侧肾上腺来源，伴腹膜后淋巴结转移"。

老徐做了肾上腺肿瘤切除术，术后病理证实是肾上腺皮质癌，属于罕见的神经内分泌癌，恶性程度很高。果然，术后几个月就出现了局部复发和多个部位转移。

去年，老徐来郑州找到我的时候，腹腔淋巴结和肝脏都出现了转移。肿瘤内科专家告诉他，此病预后很差，治不治疗生存期都可能只有几个月。听到这个噩耗，老徐的妻子当时就哭了。

"有种说法叫'意外和明天，不知道哪个先来'。人都是活一天，赚一天，谁也不能保证明天一定能醒来。你不用管还能活多久，我们尽全力救治就好。"此时，我只能这样尽力安慰。

## 肝转移癌治愈了

老徐多个部位的肿瘤，介入手术无法一次做完，需要分步骤进行，针对不同部位的肿瘤我采取的也是不同的介入技术。

我先对老徐的肝转移癌做了介入治疗，采用的是肝动脉化疗栓塞和微波消融两种介入技术。通过穿刺股动脉，把导管直接插到肝转移癌的供血动脉，灌注化疗药物以"毒死"肝癌。药物灌注后采用几百微米的颗粒栓塞肿瘤的供血动脉，达到"饿死"肿瘤的目的。这类似外科结扎肝动脉，阻断肿瘤供血与营养来源，但介入栓塞的是肿瘤末梢的供血动脉，比外科阻断肿瘤血供更为彻底，让肿瘤坏死的作用也更大。

为了使肝转移癌治疗更彻底，一个月肿瘤缩小后，又采用了微波消融治疗。就是用一根会发射微波的针穿刺到肿瘤内，通过微波产热，就像"微波炉"一样，把肿瘤"烧死"。

术后四个月，老徐第三次来郑州复查。肝脏 CT 灌注成像，证实肝癌完全失去活性，达到了理想的效果。

## 腹膜后粒子植入术

腹膜后转移的淋巴结不太大，我采用了碘-125粒子植入的办法。我先用C臂CT扫描病灶，三维导航定位。局麻后，在影像引导下穿刺肿瘤。根据术前计划，把具有放射性的碘-125粒子直接种植到转移的淋巴结中，通过局部"内放疗"达到控制肿瘤的目的。不同于传统的"外放疗"射线由体表向体内照射，"内放疗"是在肿瘤内部由内而外的持续性放疗。

然而，腹膜后的淋巴结几乎都紧贴在腹主动脉血管旁边，如果穿刺时刺破血管可能会引起大出血，穿刺难度大、风险高，我有些担心。

"你放心去做，我们相信你。"老徐听了我的分析，依然决定接受粒子植入治疗。

腹膜后转移的淋巴结放置粒子四个月后，复查影像证实淋巴结已经完全失去活性。

针对左肾上腺复发的肿瘤，我采用了动脉化疗栓塞联合粒子植入的方法进行治疗，也控制住了肿瘤，未再进展。

## 系统治疗不可缺

老徐得的这种癌症恶性程度高，已经出现多处转移。虽然通过局部介入治疗取得了良好的疗效，肝转移癌和腹膜后转移淋巴结都已经治愈，但还需要进行系统的内科治疗。因此，介入治疗完毕后，老徐进行了化疗、靶向治疗和免疫治疗。

第四次来复查，距离上次到郑州看病已经过去了三个多月。因为化疗后脱发，老徐干脆理了个光头。复查 CT 发现右肺又出现了新的转移癌。接受了多次手术，也承受了化疗的痛苦，却没有等来惊喜。老徐和我一样，心情都很沉重，这就出现了文章开头老徐想放弃用药的那一幕。

老徐对全身化疗有些灰心，反应大、效果差，不想再用药了。考虑到肺内新发的转移灶比较小，我再次给他做了粒子植入。

"目前肺内的转移灶刚发现，通过植入粒子还是有把握控制住的。但是，全身用药治疗不可缺少，否则肿瘤可能再次出现新的转移。如果哪一天到处转移，转移数量太多，介入治疗也没办法控制了，那时只剩下药物治疗一种办法，一旦药物无效，就无能为力了。"我耐心地劝说。

"肿瘤内科医生本以为你只能活几个月，现在都快两年了，你不是还好好的嘛。这个病的确不好治，但介入有许多种方法可以选择，出现一个病灶我们就能消灭一个。你再配合系统用药，控制住进一步转移，只要肿瘤不是多处转移，介入治疗都有办法。"我安慰老徐，让他树立信心。毕竟，希望本身就是一剂良药。

出院那天，看着年轻老徐的背影。我在心里期盼："但愿下次复查，肿瘤得到控制，别再到处转移。"

## 后记

随着医学日新月异的发展、进步，晚期恶性肿瘤的治疗不断得以突破。像老徐这样原本医生认为只能活几个月的病人，经过一系列的微创介入治疗和系统治疗后，生存的时间越来越长。微创的介入在延长病人生命的同时，极大地减轻了传统治疗带来的痛苦，让病人更有质量地活着，也让恶性肿瘤像高血压、糖尿病一样，成为慢性病，让病人可以长时间地带瘤生存，让人不再谈癌色变。

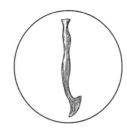

# 一枚小硬币，竟让三岁男娃在 ICU 躺了三个月

## 致命的小硬币

前几天我再次给儿童重症监护病房（ICU）的一个三岁男娃做了食管造影，看看食管瘘有没有愈合。我给他做的食管造影类似放射科的食管钡餐造影，只是服用的对比剂不是白糊状的硫酸钡，而是做增强 CT 用的无色透明液体——碘对比剂。通过食管造影观察食管内对比剂通过是否顺利、有无外渗等表现，可以排查食管疾病。如果食管狭窄，会观察到碘对比剂通过受阻。对于这个三岁男娃来说，如果食管瘘愈合了，碘对比剂就不会外渗到食管外。

我记得半个多月前曾给他复查过造影，这个孩子从今年二月份因食管瘘住进 ICU 以来，已经连续治疗了两个多月。而他在来我院以前，已经在当地医院的 ICU 住了二十多天。算在一起，他已在 ICU 住了三个月，这么严重的病情，很难想象起因竟然只是误吞了一枚小硬币。

这个三岁男娃自己玩耍时不小心吞了一枚五毛钱的硬币，当地医院在内镜下取出了硬币。然而，出院后男娃出现了胸痛、发烧，经过检查，诊断为食管胸膜腔瘘。瘘是不正常的通道，食管瘘就是食管壁破裂形成瘘口与其他器官连通的不正常通道。因为食管出现瘘口，男娃的唾液和吃下的食物经瘘口流入胸腔，引起了严重的感染，男娃病情严重，不得不住进了 ICU。当地医生手术修补了瘘口，并在男娃胸腔内放置了两根引流管。但治疗二十多天，瘘口一直没有愈合，病情变得严重，孩子家属十分着急，决定转到省城医院。

孩子家属先来到胸外科，希望再次手术修补食管瘘。胸外科医生认为瘘口已感染，孩子病情危重，再次手术风险高、成功率低，建议使用微创技术——介入治疗。

第一次和家属沟通，我告诉他们："介入可以治疗您的孩子。"

我指着片子介绍治疗方案："我可以通过介入的手段在孩子胸腔有脓肿的地方放置一根柔软的脓腔引流管，抽出胸腔内的脓液；孩子不能吃饭，我可以从他的鼻腔放置一根空肠营养管，可以从这根营养管给孩子补充营养，帮助瘘口愈合；我还会再放一根胃管，它的作用是抽出胃液，防止胃液反流到食管，再经瘘口跑到胸膜腔。"

我给家属介绍的治疗方案，在临床上称为治瘘"三管法"。

## 食管瘘的介入治疗

我们介入科以治瘘闻名全国，但以前治疗的病人以成年人居多，年龄幼小的不多。这个半昏迷的孩子，带着气管插管、带着呼吸机由救护车送入我院。我们立即对他进行了 CT 检查。检查显示胸腔内大量脓液，肺部严重感染。他和我小女儿的年龄差不多，作为父亲，看到这样的情形，心中最是不忍，为人父的柔软使我真心希望他能好起来。由于男娃曾经抢救过一次，入院时还处于半昏迷状态，需要使用呼吸机，无法住在介入科病房，所以住进了儿童 ICU。

食管瘘治疗得越早，效果越好，于是入院的第二天我就给他做了介入手术，通过食管造影发现食管有两个瘘口，对比剂顺着瘘口流进了右侧胸腔，就像水管破了两个口一样，水不断地流到了外面。水往低处流，我通过低处瘘口，放置了一根细管到胸腔，用于引流脓液。当地医院医生放置的空肠营养管位置良好，可以继续用它向肠内补充营养。接着，我在孩子的胃腔放置了胃肠减压管，尽可能地抽干胃液，减少胃液反流进入瘘口。

完成了脓液引流和胃肠减压，怎样才能促进瘘口愈合呢？我建议小病人最好保持坐位或者半坐位，尽量避免平躺，因为平躺时胃液很可能反流到瘘口，不利于愈合。然而，这个昏迷的男娃无法做到这点，即使把床头升高，由于个头太小容易下滑，很难保持头高脚低位。要想有效阻断污染，就是放置食管覆膜支架——用带膜的食管支架阻挡瘘口，这样可以减少唾液、胃液进入瘘口，阻断感染的源头，我们用这种方法治愈了大量的食管瘘病人。

## 家属选择保守治疗

多次治疗、病儿昏迷，家属对手术产生了恐惧。我多次去 ICU 病房看望男娃，并和家属反复沟通，讲解介入治疗放置食管覆膜支架是治疗瘘的关键。普通支架对于这个男娃来说直径过大，需要向厂家定制。家属很犹豫，迟迟做不了决定。住院几天后男娃因病情加重，又抢救一次，家属对治疗更加没有信心了。

"毕教授，放支架的事你和魏主任、贾大夫沟通过了吗？"显然，家属还在犹豫。

俗话说术业有专攻，不同科室医生之间存在着很大的专业壁垒，这个小病人病情复杂，需要多个学科联合治疗。ICU 负责病人的内科治疗和护理，我负责介入技术，只有大家共同努力，才能让他早日好起来。

我告诉家属："介入手术由我们科做，我们评估。做与不做主要由你们决定。如果你们同意做，我们还会进一步沟通，我也会向科主任和医务处汇报。"

家属回复："我们等孩子完全醒过来再做介入。"

也许，孩子的病情重，苏醒不了，做介入手术，风险高，还可能加重病情。但是，如果不及时、有效地控制食管瘘，胸腔的脓液什么时候可以吸收完？食管瘘引起的严重肺部感染如何控制好？孩子什么时候能苏醒？如果仅仅依靠药物治疗就有效果，住了近一个月院的孩子，是不是早该醒来了？

我心急如焚，介入治疗不是开刀，不用全身麻醉，风险并不高。我们成功救治了无数危在旦夕的生命，有大出血昏迷不醒的、阻塞性黄疸肝衰竭的、脑动脉栓塞脑组织即将大面积坏死的、肠道严重缺血极可能肠坏死的……这些住在 ICU 的重症病人，主管医生在全力救治、抢救他们的同时，第一时间往往联系的就是介入科，希望介入科的微创治疗能够帮助他们共克难关。时间就是生命，救治必须分秒必争！对于有些住在 ICU 的病人，机会稍纵即逝，昏迷时间越久，越不利于清醒；即便清醒，后遗症也越严重。

"我们尽最大的努力，就是希望娃能早点把病治好出院。"我着急地劝解家属，也不知道家属能不能理解我的苦心，有没有明白，作为医生的我多么想帮他们，但需要他们也下定决心、重拾信心，和我一起共同面对疾病、风险和挑战。

"这个支架放在哪儿，主要作用是啥？你用文字发过来，我给孩子他爸说说，你给我们说的话，我给他传话表达不清楚。"听到这样的问话，看着昏迷的病娃，我心里真是感觉可气、可怜。孩子病得这么重，爸爸居然还在外地，如果是条件受限，无法守护在孩子身边，至少打个电话和医生沟通呀。

整个住院期间，唯一一次和孩子父亲联系，是第一次术前谈话备案——医务处要求他爱人征求他的意见，手机调成了免提。

最终，他们没有采纳食管覆膜支架封堵瘘口的建议，一直进行保守治疗，这样在我院 ICU 一住就是两个多月。

一个多月前，男娃胸腔感染好转，我拔除了他的脓腔引流管。半个多月前，ICU 管床医生想了解食管瘘是否愈合，让我给孩子复查了食管造影。庆幸的是，造影没有发现对比剂外溢，食管瘘历经三个月很可能愈合了。一下手术台，我就把这个好消息告诉了家属，他们终于露出了久违的微笑。给我发了一条感谢微信，"谢谢毕教授！你的大恩大德我记在心里！"这种感谢让我心里五味杂陈，本可采用覆膜支架封堵几周、一个月就能治好的瘘，拖至现在……

然而，虽然孩子的瘘愈合了，但整体情况极不乐观。由于病情恶化，之前抢救过两次，以及长时间昏迷造成脑组织缺氧，意识没能恢复正常。他双上肢肌张力增高，紧握拳头，不能自如活动；表情呆滞，难受时只会哭叫。曾经活泼可爱的小男孩，变成这副可怜的模样，很难想象，起因竟然是误吞食一枚小硬币引起的！

我能为他们做的并不多，对家属的感谢，我无奈地回复："这是我们应该做的，建议小孩尽早去做康复，希望孩子慢慢好起来。"


## 后记

食管瘘愈合的关键在于覆膜支架封堵瘘口、充分脓液引流、胃肠减压防止反流，这样可以保持瘘口区域干燥、无菌。我小时候比较顽皮，时常摔得头破血流，去卫生院换药，医生总不忘叮嘱伤口不要接触水。消毒和换药是为了让伤口保持无菌状态，避免接触水是为了让伤口保持干燥，不易感染，易于愈合。做到这两点，即便儿时的我没怎么输过消炎药，伤口也都完全愈合了。和皮外伤不同的是，食管瘘的瘘口区域有唾液、胃液浸泡腐蚀，脓腔内还有食物残渣，很难确保瘘口无菌和干燥，因而难以愈合，这也是临床上食管瘘治疗起来很棘手的原因。

三岁男娃在儿童 ICU 住了三个月，花费几十万，抢救两次。尽管食管瘘总算愈合了，但遗憾的是，男娃因病情恶化，之前抢救过两次，以及长时间昏迷造成脑组织缺氧，没能痊愈。希望他能加强康复治疗，健康成长。希望来到医院的家属，多听听医生的建议和治疗，面对无情的病魔，只有医患双方彼此信任，才有机会看到曙光。

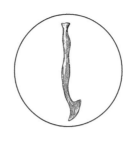

## 凌晨来电

那天我值夜班，凌晨一点，处理完一个病人的术后疼痛，我和值班护士一起巡视病房，关掉大灯，只留夜灯。整个病房静悄悄的，病人已经安睡，我正要去值班室，"丁零零"电话铃声急促响起。我快步走到电话旁拿起听筒，电话那头的男声很着急："我是 ICU 值班医生，我们科一个病人大出血休克，你赶紧过来会诊。"看来病人的情况的确紧急，值班医生已经顾不上礼貌用语了。

我立即赶到 ICU，是个 60 多岁的男性病人，老张。ICU 的陈医生向我介绍："老张一年半前确诊为晚期食管癌，化疗了 6 个疗程，放疗 33 次。两天前出现吐血，吐出来是鲜血，大约有 1000 毫升，血压降到了 80/40 mmHg，经过补液、输血等治疗后血压才稳定。昨天下午已经有医生给老张做了止血的动脉栓塞介入手术，但术后仍有大出血，出现了失血性休克。"

"毕教授，你是否可以再给他做一次介入手术，栓塞出血的动脉？"陈医生问。

我的第一反应是再次动脉栓塞很可能行不通。毕竟，已经做过一次食管动脉造影并栓塞术，把可能引起出血的动脉栓塞了，再次做动脉造影很可能发现不了出血动脉，对病人的帮助不大。何况，食管癌的血供很复杂，上、中、下段的食管分别由不同的动脉供血，想要把出血血管全部找出并进行栓塞，完全止血是非常困难的。

想到此，我对陈医生说："再次造影对病人来说成功率低、风险大。其一，病人术中极有可能出现失血性休克；其二，我无法保证能够止血成功。所以，不建议再次做动脉造影并栓塞术。"

我沉思了一下，"你请急诊消化内镜、胸外科等相关科室会诊，看看有没有更好的选择。如果最后还是没办法，家属仍然强烈要求尝试介入治疗，可以考虑再次做食管动脉造影，寻找肿瘤供血动脉进行栓塞。"

我回到值班室，躺在床上翻来覆去，怎么也睡不着，一直在想是不是还有别的方法。我知道，虽然急诊消化内镜下止血是个有效的方法，不少消化道大出血病人通过内镜能够止血。然而，老张已经大量出血、吐血，食管癌表面溃烂，非常脆弱，内镜在操作过程中很可能再次诱发大出血；而食管内大量出血也一定会影响内镜的观察，看到的可能是"血肉模糊"的画面，成功找到出血点并止血还是有一定困难的。

此外，老张的出血是食管癌引起的，出血食管的表面就像"烂疮"一样，内镜套扎、硬化等止血方法很难进行。最关键的是，在病人血压不稳、失血性休克的情况下，出于对病人安全的考虑，不仅医生有所顾虑，家属也不愿意冒险尝试。

至于外科手术止血，其风险更高、成功率更低。休克无法全麻，晚期食管癌无法切除。老张很可能只能内科使用药物保守治疗，给予止血、输血，今晚能不能顺利度过危险，就看老张的命大不大了。

## 支架压迫止血法

病人很可能凶多吉少。我躺在床上辗转反侧，不停地思考，介入治疗还有没有更好的办法呢？突然间，我想到主任多次讲过，也曾经在文献上看到过一种方法——食管覆膜支架压迫止血法，就是放入一枚带膜的食管支架，通过支架的支撑力压迫，把支架表面的覆膜紧贴在出血的表面，就像给出血食管贴一张巨大创可贴一样，来达到压迫止血的目的。

食管出血之所以凶险，是因为食管属于空腔脏器，与肝、肾、脾等实质脏器有所不同。所谓实质脏器，是与空腔脏器相对而言的。像食管、气管等是空心的，属于空腔脏器，而像肝、肾等没有空腔，属于实质脏器。实质脏器外边存在完整的包膜，出血在包膜的包裹下，会形成血肿，自我压迫而止血。但是空腔脏器出血没有限制，出血或进入容量很大的管腔，或经管腔排出体外，无法形成自我压迫止血，所以出血凶险，常可危及生命。

通过覆膜支架压迫封堵就可以把食管的空腔变成相对密闭的死腔，就像人工贴了层包膜一样，有利于形成血肿并自我止血。老张完全适合放食管支架，因为他的晚期食管癌已经引起食管狭窄，放支架还可以改善他吃饭困难的症状，这是放置食管支架的适应证。

想到这个点子后，我立即起床，再次来到 ICU，把这个治疗方案的原理和利弊与家属进行了充分的沟通，他们同意我的方案。凌晨 4 点多，我给老张做了急诊手术，成功放置一枚直径 2 厘米、长14 厘米的食管覆膜支架，术中病人血压很快就稳定了。

结束手术回到病房已经凌晨 5 点多，我有感而发，写了十六字的心得发在了朋友圈："转变思路、创新为魂，不辱使命、以人为本。" 这次我终于可以安然入睡了，虽然只休息两个小时就开始了新的一天的工作，但带着成功的喜悦，我觉得似乎也没有那么累，一切都是美好的。

## 迷失的三腔二囊

此外，需要提到的是，过去还有三腔二囊管压迫法可以用于食管出血。三腔二囊管是一根乳胶管，乳胶管的主体部分是一根类似胃管的管子，管子上带有胃囊和食管囊；乳胶管的头端有三个分叉，分别与主管腔、食管囊和胃囊相连。把三腔二囊管经一侧鼻孔插到病人胃内后，分别用注射器向食管囊充气管和胃囊充气管注入空气，使食管囊和胃囊膨胀并压迫食管和胃，用于止血。治疗过程中需要在三腔二囊管留在体外的部分挂上重物，利用重力进行牵拉压迫。这种治疗方法让病人十分难受，而大出血的病人本来就烦躁不安，一般很难配合。

三腔二囊管做工比较简陋，目前在临床上无产品可用。后来，我成功申报一项改良的食管胃底压迫止血装置，可以在透视引导下，用介入的方法放置，降低操作引起大出血的风险。虽然三腔二囊管的远期止血效果不确切，但是可以用它压迫止血，帮助病人平稳过渡到介入手术期，为介入止血赢得宝贵的时间，提高救治率。期盼这项专利尽早转化为临床产品。

## 后记

医学技术的进步，离不开无数医生的思考、创新与实践。"以人为本，生命至上"就是要求医生把救治病人生命放在首位，不断创新技术、提高技能和认知水平，以更好地为病人服务。食管癌溃破出血，覆膜内支架压迫止血安全有效，希望能有更多的医生了解和掌握这项技术。

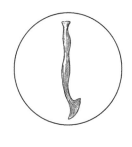

# 食管癌吐血，介入治疗有妙招

## 食管癌出血

三个多月前，62 岁的老谢发现自己吃饭时咽不下饭，吞咽时有梗阻感，还觉得胸口有点疼。老谢没当回事，也没有去医院看病。

两个月前，老谢发觉吞咽梗阻的症状逐渐加重，只能吃稀饭和面条，这才觉得问题有点严重。医院让老谢做了检查：食管造影显示"食管下段管腔严重狭窄"，胸部 CT 显示"食管中下段增厚强化，纵隔、肺门多发淋巴结肿大，锁骨下多发淋巴结"。

医生高度怀疑是中晚期食管癌，进一步纤维胃镜检查和病理活检证实了这一判断——低分化性鳞状细胞癌。这种癌恶性程度高，容易出现远处转移。这样的检查结果让原来还心存一丝侥幸的家属感到非常绝望，所有的幻想瞬间破灭。

祸不单行，一个星期以前，老谢突然开始吐血。老谢吐出来的是暗红色血，还混有少量恶臭味的腐食。当地医院担心大出血致命，便立即让老谢转诊到我院。

## 动脉化疗栓塞

食管癌本来不是急重症，但老谢的食管癌出现破溃，引起大量吐血，存在大出血、休克，甚至窒息和死亡的风险，病情危重。住进介入科的当天，我们就急诊给他做了食管动脉灌注化疗与栓塞手术。术中通过一根导管造影发现，正常供养食管下段的胃左动脉明显异常，动脉血管明显增粗、紊乱，造影后期还可看到十分明显的肿瘤染色。

"找到了食管癌的供血动脉，这就是吐血的源头吧，毕老师。"助手高兴地对我说。

"是的。通过这根插到肿瘤供血动脉内的导管，把化疗药物直接灌注到肿瘤组织内，由于动脉局部给药，化疗药物直接进入肿瘤组织，肿瘤内的药物浓度极高，而全身其他部位浓度很低，这样给药既可显著提高疗效，又可明显减轻全身毒副作用。"我一边操作一边对助手解释。

"完成化疗药物灌注后，再用颗粒栓塞剂对肿瘤动脉进行栓塞，阻断肿瘤的血液，既可以迅速止血，治疗老谢的吐血，又可以阻断肿瘤的营养供应，使肿瘤组织缺血、缺氧，肿瘤生长受到明显抑制。"随着对助手的解释，手术结束。

栓塞后老谢没有再吐血，转危为安。


## 食管粒子支架

术后第三天，老谢身体恢复了不少，为了让他能正常吃饭，还能同时进行内放射治疗，我建议家属给他放置食管粒子支架。这样内放射治疗与动脉灌注双管齐下，可以提高食管癌的疗效。

"粒子支架是什么呀？"家属从没听说过这种支架。

我耐心地介绍："粒子支架是一种特殊的支架，既可以像普通食管支架一样撑开狭窄的食管解决吃饭问题，又能在局部通过近距离放疗杀灭肿瘤，这是普通支架没有的功能。这种支架表面可以携带放射性碘-125粒子，支架放到食管癌部位后，粒子紧贴着食管癌，对肿瘤进行局部放疗。这种内放疗类似传统的外放疗，但由于粒子毁损范围局限在肿瘤组织内（穿透距离1.7厘米），对肿瘤周边正常器官影响很小，既大大提高了疗效，又减轻了传统放疗的毒副损伤。"

"食管粒子支架对晚期食管癌的疗效已经得到公认，知名介入专家滕皋军院士在这方面做了大量前期研究，并在国际顶级期刊上发表了重要的学术研究论文。我们介入科去年也在国际期刊上发表了我们相关的研究成果，得到了国际医学专家的认可。"

听完我的介绍，家属对这样的粒子支架充满了期待，盼望放置支架后，老谢能取得好的疗效。

放置粒子支架的手术操作和普通支架类似，但在放置支架前，需要用镊子把一颗颗如铅笔芯大小的粒子（直径0.8毫米，长约4.5毫米）装载到支架表面的小粒子仓里，让粒子均匀、合理分布，以达到最好的杀灭肿瘤效果。

置入支架前先让老谢口服对比剂进行食管造影，发现食管下段已经完全闭塞，对比剂全部滞留在食管内，无法流到胃内。介入操作以一根纤细的导管和泥鳅导丝（因外部滑润如泥鳅一样而得名）紧密配合，经食管癌的缝隙穿过食管闭塞段，再沿着导丝把粒子支架送到位，支架打开的一瞬间，滞留的对比剂就顺利地流进了胃腔。老谢的食管恢复通畅，可以正常吃饭了。

放置支架后第三天，老谢顺利出院。马上就要过年了，老谢止住了吐血，又放了食管支架恢复了正常吃饭，相信这个年，老谢还是可以像往年一样大口吃喝的。这个新年，一定会让老谢的全家过得有滋有味。

## 碘-125 粒子的辐射防护

粒子植入后，家属有些担心辐射，不敢在老谢床旁陪护。我特意给家属介绍了碘-125 粒子和辐射防护知识。我告诉家属碘-125 粒子通过持续发射低能量 γ 射线杀灭肿瘤组织，射线穿透距离即有效放射半径仅为 1.7 厘米。这么短的距离基本只照射肿瘤本身，对周边正常脏器和组织的辐射很少，对身边人的危害更小。当然为了确保疗效，粒子根据术前计划进行合理分布，规律排列，尽可能覆盖所有肿瘤组织。

碘-125 粒子半衰期 60 天左右，就是大约两个月后能量降到初始时的一半，半年后降低到初始能量的 10%，一年后能量基本可以忽略不计。粒子植入后两个月内应避免与儿童和孕妇近距离接触。如果需要接触几个小时以上，应保持 1.5 ~ 2.0 米以上的安全距离。

放置粒子支架半年以内的病人不建议去人员密集场所。建议病人最好在粒子植入部位穿戴铅围脖、铅背心和铅围裙等相应的防护物品。老谢在病房就穿了铅衣，可以阻挡食管粒子支架的辐射。另外，如果出现粒子脱落，用镊子将放射性粒子放入小玻璃瓶中，盖紧瓶盖，交给医护人员妥善处理，不可当作一般垃圾。

## 后记

　　肿瘤局部动脉化疗栓塞顺利止住了老谢的食管癌出血，食管粒子支架解决了老谢吃饭的难题。同时，经动脉的化疗栓塞和粒子的近距离放疗，都可以杀灭肿瘤、抑制肿瘤生长。"兵来将挡，水来土掩"，一系列微创的综合介入技术，十分巧妙地解决了一个个难题，不需要太多的花费、不需要太长的住院时间，让无数像老谢这样的癌症病人可以得到及时救治，顺利康复。

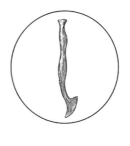

# 喝酒的代价——致命的自发性食管破裂

## 自发性食管破裂

"毕教授，我现在还用不用去找你复查？"前几天，李哥在微信上联系我。后面还跟了个大笑的表情，看来他心情不错，和去年刚来我科看病时判若两人。

李哥，39岁，性格豪爽，有不少酒友同事，而且酒量大，只喝高度白酒。去年4月，李哥喝酒后出现腹胀，为了解酒又喝了不少可乐和浓茶，随后出现恶心、连续剧烈呕吐；呕吐时上腹部突发剧烈疼痛，难以忍受，无法起身站立，疼得他大汗淋漓，蜷缩成一团。

同事吓坏了，赶紧拨打"120"，紧急送到郑州某医院。胸腹CT检查显示："食管下段管壁稍增厚，食管下段周围和纵隔内积气，肝脏和胃的间隙内也可见游离气体影。"初步诊断为"自发性食管破裂"，医生建议李哥尽快做手术。

一听要做开刀手术，李哥有点害怕，家属也希望到大医院治疗，于是来到了我院急诊科。急诊科检查发现他呼吸困难、颈部肿胀；再次复查胸部CT提示："食管破裂继发纵隔及颈部积气。"纵隔积气有导致心脏和气道压迫的风险，而当时李哥已经有胸闷的表现，病情严重，急诊科医生把李哥送到了ICU。

## 外科会诊

ICU值班医生紧急请来了普外科和胸外科会诊。

食管是食物进入胃的通道，食管破裂后如果还吃饭、喝水会加重病情，普外科医生建议立即禁食禁水，留置胃管进行胃肠减压；必要时进行纵隔穿刺，引流食管破裂流入纵隔内的液体和感染脓液；还建议请消化内镜和介入科等科室会诊。

食管破裂后破口和纵隔瞬间会被食管和胃内的食物污染，胸外科医生认为，外科修复食管破裂的成功率不高，也建议请介入科会诊，尝试介入治疗。

## 介入科会诊

ICU医生联系介入科，刚好那天是我值班。

我先去病房看了病人李哥，他捂着肚子，蜷缩在床上，表情十分痛苦。尽管他吸着氧气，但血氧饱和度才勉强维持到95%。血氧饱和度反映的是人缺氧的程度，正常人接近100%，低于90%提示危险，李哥的指标不太乐观。

我阅读CT片子后告诉家属："根据CT表现和病人酒后剧烈呕吐的病史，首先考虑自发性食管破裂。"

我继续对家属解释："但是，是不是食管破裂，我们需要用介入的方法进行食管造影才能进一步确定，如果发现食管内的对比剂外流就可以确诊。一旦确诊可以直接进行介入治疗，先经过破口放一根引流管到纵隔脓腔，及时引流脓液。然后置入一枚食管覆膜支架封堵破口，阻挡唾液、食物与胃液经破口反流进入脓腔，避免加剧感染和腐蚀损伤。病人暂时不能吃饭、喝水，我可以放一根空肠营养管保证病人的营养供给，促使破口愈合。另外，还需要再放一根胃肠减压管，减少胃液等污染物反流，有助于促进食管破口的愈合。"

"胸外科医生说也可以给我们放管子，有区别吗？"家属问。

"是的，胸外科也可以做。但是，那需要切开胸腔，进行清创、引流，创伤有点大。过去，食管破裂都是由胸外科开胸修补、缝合、引流的，当然这并不是个大问题。关键的是，本来食管已经破裂，破口区域存在不少含有细菌的食物残渣、唾液和胃液等，很可能无法一期修补缝合。即使勉强修补并缝合食管，由于是感染的破口，可能无法愈合，从而形成食管瘘。介入治疗不开胸，创伤小，只需经鼻腔或口腔操作就可以完成。"

"只放支架，不缝合破口吗？"家属有些疑惑。

"人体有自我修复的能力。只要隔绝胃液、食物等，避免污染和腐蚀破坏，破口可以自己修复并愈合。"我解释说。

"破口越早处理越容易愈合，耽误的时间越长，感染越严重，引起的并发症越多，也越不容易愈合，你们得尽快做决定。"看家属还有些犹豫，我都着急了。

可能是被"不开刀"和"创伤小"打动了，毕竟大家对开胸都有些胆怯。片刻后，家属同意介入治疗。

## 食管覆膜支架置入

病人情况紧急，我们立即给他做了急诊介入手术。与预判的一样，食管造影发现对比剂在食管下段外溢进入纵隔内，证实了食管破裂形成纵隔瘘。食管破口距离胃贲门（食管进入胃的入口）很近，放置纵隔引流管后，为了防止反流，便放置了一枚食管覆膜支架，用于封堵破口。最后，又依次留置了胃腔引流管和空肠营养管。

术后第二天，李哥就转到了我科。然而，他觉得管子塞在鼻子里难受，当天下午竟然把三根管子全都拔了出来。为了防止胃液反流和加强肠内营养，不得不重新放置胃肠减压管和空肠营养管。更让我印象深刻的是，像他这样的大老爷们，居然害怕放营养管，要求必须全麻才同意手术。放营养管这样的操作通常都是在局麻下完成的，他是我们科室多年来碰上的唯一要求全麻放管的病人。当然，每个人都有差异，需要充分尊重病人，因而我们特意请来了麻醉师。

支架置入两周后复查血常规提示白细胞增多，胸部 CT 也显示双侧胸腔积液增多。这是由于上次李哥把管子全拔出来后，因支架遮挡无法再经过支架放入脓腔引流管，当时只放了营养管和减压管。没有脓腔引流管持续引流，脓腔很难自行吸收，所以复查时疗效欠佳。我只好在彩超引导下给李哥穿刺并留置一根引流管，以充分引流胸腔积液和积脓。

## 食管支架取出

支架术后三个月左右，李哥过来复查。胸部 CT 提示食管外渗和纵隔气肿等都已消失，血液化验结果没有异常，提示破口可能已经愈合。我决定取出食管支架，在透视下经口引入支架取出钩，顺利将食管支架取出。复查食管造影显示食管壁光滑，没有对比剂外溢，证实食管破口已经愈合，李哥终于痊愈了。

## 后记

自发性食管破裂过去都是外科手术治疗，一般需要开胸进行清创、引流，手术创伤巨大，部分病人可能无法耐受。更为重要的是，食管破裂后造成严重感染，外科可能无法一期修复，或者清创缝合后难以愈合，还可能形成食管瘘和食管吻合口狭窄等并发症。介入治疗通常采取的方法是食管覆膜支架＋三管法，其治疗理念和外科类似：采用食管覆膜支架遮挡并封堵破口，代替外科的修补；经破口放置引流管代替外科切开引流。同时，放置胃肠减压管和空肠营养管，抽吸胃液和加强肠内营养，促进瘘口愈合。介入治疗创伤小，发生并发症的风险低，疗效明确，大大提高了食管破裂治疗的成功率。

另外，在此温馨提示像李哥一样喜欢喝酒的朋友，空闲时间，遇到高兴事儿，可以小酌几杯，但不可过量饮酒，避免剧烈呕吐和食管破裂。

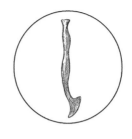

# 误食烧碱，两岁娃食管狭窄不能吃饭

## 都是烧碱惹的祸

烧碱，化学名称为氢氧化钠，具有强烈的腐蚀性。由于具有很强的吸水性，烧碱可以用作碱性干燥剂。烧碱一般为无色透明的颗粒状，看起来有点像白糖，容易被小孩当作白糖误食。

去年二月份，我们就收治了这样一个病人，两岁的女娃误食烧碱后出现恶心、呕吐等症状，她妈妈何女士吓坏了，紧急把孩子送到了当地医院。经过十天的对症治疗后，症状有所缓解就出院了。然而，出院才一周，女娃吃饭后再次出现恶心、呕吐，这一次何女士带孩子来到了我院治疗。

## 多学科会诊

住院后，根据女娃恶心、呕吐的症状，以及误食烧碱的病史，诊断为腐蚀性食管炎、食管狭窄——这没有什么争议。但对这么小的孩子如何治疗更合适，医生和家属一时也拿不定主意，便请来了全院多个学科进行会诊。

消化内科会诊后建议女娃低温饮食，避免吃热的食物，必要时做超细内镜或碘水食管造影。胃镜检查发现距离门齿 12~25 厘米处食管管腔狭窄，可见大片内膜糜烂。但由于狭窄严重，连超细内镜都无法通过。

营养科、烧伤科、胸外科等会诊，因病儿尚可咽下食物，都建议先进行保守治疗。

管床医生给予保护黏膜、止吐、消炎、补液等对症治疗后，女娃呕吐、食欲较前好转便出院了。

## 食管球囊扩张术

去年五月份，女娃食管狭窄已经三个多月了，进食困难加重。由于内镜不能通过狭窄处，无法治疗，内科医生建议何女士咨询一下介入治疗。在我们科第一次见到女娃时，给我的第一印象是她比同龄的儿童要明显瘦弱。

我们拟订方案，打算给女娃做食管球囊扩张成形术。一般食管手术都是局麻下进行的，哪怕是放食管支架也是如此。但女娃年龄太小，术中无法配合，因此请来了麻醉师，给她做了全麻。

然后，经嘴巴引入导管和导丝，两者配合下轻松就通过了食管狭窄段。一边后退导管，一边注射对比剂进行食管造影，在食管中上段发现中重度狭窄，狭窄段长约12厘米。沿加强导丝引入直径10毫米的球囊导管扩张狭窄段食管，持续60秒左右后退出球囊导管。复查造影，食管通畅，证实扩张成功，未见对比剂外溢，说明扩张没有引起食管破裂。

## 可回收食管支架

看着眼前这个和我小女儿差不多大的小病人，我多么想让她少受点罪，早点康复。这种化学腐蚀性食管损伤引起的瘢痕性狭窄，范围往往广泛，狭窄严重，治疗起来比外科术后局限性吻合口狭窄更为棘手，疗效也较差。如果单纯采用球囊扩张治疗，很可能需要漫长时间的治疗，反复麻醉和扩张，想想就觉得十分遭罪。

化学腐蚀之所以会造成食管狭窄，是因为强碱烧伤了食管黏膜，就像皮肤被火烧伤一样，会导致大量瘢痕形成，组织挛缩，食管失去弹性。介入球囊扩张就是通过撕裂这些已经成形的瘢痕，达到治疗狭窄的目的。然而，撕裂的瘢痕会再次愈合，形成新的瘢痕，导致狭窄复发，往往需要反复治疗。

于是，我向韩主任请示："如果条件允许的话，是否可以放可回收食管支架？因为反复扩张挺遭罪，放支架可以减少操作，持续扩张，病情好转后再把支架取出来。"我打算球囊扩张后立即放入可回收食管支架，观察1~2个月，支架持续扩张可以让瘢痕组织塑形过程中不再挛缩、回缩，避免狭窄复发，此后再把支架取出来。

"你们商量一下要不要放食管支架，如果放的话需要提前定制，如果不放的话，明后天就可以出院观察，进食困难时再来医院做介入扩张。"术后我向何女士说出了治疗思路，并征求她的意见。

术后第二天女娃感觉症状缓解，何女士不愿意放支架就出院了。后来，何女士没有再来我院复查。后来我电话随访得知，她在当地医院消化内科，采用内镜下探条治疗，这一年间已经反反复复治疗了十多次，至今尚未康复。

我再一次向她说明球囊扩张相比探条治疗的优势，建议反复治疗不好的情况下，可以尝试可回收支架的方法。何女士对我的关心表示感谢，就结束了随访，只希望如今三岁的娃可以早日康复，健康成长。

## 后记

腐蚀性食管狭窄多见于误食的儿童病人，治疗十分棘手，病情反反复复，令人同情。介入球囊扩张和采用可回收覆膜支架治疗就是希望提高治疗效果，减少复发。2003年我们介入科收治了几十位误服过氧乙酸引起腐蚀性食管损伤、瘢痕狭窄的病人，因扩张后反复复发狭窄，我们发明了食管覆膜可回收支架技术，取得了较好的疗效。希望介入球囊扩张和食管覆膜可回收支架技术能帮助更多的病人早日康复，少受反复治疗之苦。

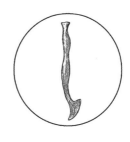

# 食管术后吻合口狭窄，大球囊扩张让老冯不再无助

## 老冯很无助

4月的一个早上，60多岁的老冯微信咨询我："食管术后吻合口狭窄采用介入扩张能否做几次就不会变小？"我明白，老冯的意思是做几次介入手术，吻合口就不再出现狭窄。

他又补充说："若一两个月就得做一次扩张我负担不起。去年做了手术，自己又没有正式工作。我没有了儿子、儿媳和老婆，不但没有依靠，还得供养孙子和孙女上学，这任务是我活一天就得做一天的……"

他的话让我十分同情，同样穷苦出身的我，知道生活的不易，知道那种想治好病又怕花费太多的心酸和无助。

我安慰他："术后吻合口狭窄一般都是良性病，不是恶性肿瘤，你不要放弃，介入治疗有办法，不会花多少钱。"

## 吻合口狭窄

半年前，老冯吃饭出现不顺畅，从能吃馒头，到吃面条，最后喝稀饭都不顺畅，吃饭后总觉得喉咙疼痛。老冯到县医院做胃镜，确诊是食管鳞癌。所幸的是，老冯的食管癌还处于早中期，可以手术切除，在胸外科做了微创的胸腹腔镜手术——食管癌根治术。微创手术恢复快，术后不到两周就顺利出院了。

但是术后两个半月时，老冯再次出现吃饭不顺畅，逐渐加重，到后来只能喝面汤。他联系了胸外科的主刀医生李教授，李教授告诉他很可能是吻合口瘢痕性狭窄，建议他做介入扩张治疗。

食管造影发现老冯的食管上段、食管与胃的吻合口环状重度狭窄，只有一条缝，难怪他吃饭不顺畅了。

食管癌手术切除都是把食管癌和下方的食管全部切除，把腹部的胃拉上来与食管连接在一起，食管与胃的接口处就是吻合口。贲门癌手术切除是切除大部分胃，把剩下的胃与食管连接在一起，这个连接处也是食管和胃的吻合口。

一般认为手术后三到六个月出现吻合口狭窄，多半是瘢痕性、良性狭窄，而半年至一年后出现狭窄要怀疑是肿瘤复发、恶性狭窄。食管造影基本可以区分吻合口狭窄的良、恶性，老冯的食管造影表现，属于瘢痕性、良性狭窄。根据我们介入科多年研究的经验，吻合口环状良性狭窄使用大球囊（直径 26~30 毫米）过度扩张，一般一次就能根治。

## 大球囊扩张

我准备给老冯做大球囊介入扩张治疗，这个介入扩张的全名叫"经皮经腔球囊导管扩张成形术"，简称"球囊扩张术"。

我给老冯选择的是直径 26 毫米的球囊，经口腔送入一根像泥鳅一样顺滑的细导丝（直径 0.89 毫米），配合导管进入食管，顺利通过狭窄段，并将导管送到胃腔内。然后，换一根更硬的加强导丝，沿这根硬导丝送入大球囊，把大球囊送到吻合口狭窄部位，骑跨在环形狭窄区，使用压力注射器注入对比剂、充盈大球囊，在 X 线透视下可以看见球囊扩张的全过程。等球囊完全扩张、膨胀以后，维持球囊膨胀两到三分钟，发挥持续性扩张作用，狭窄的吻合口就可以达到球囊的最大直径，从而把狭窄段扩张到这个程度。

最后用注射器抽出球囊内的对比剂，球囊抽瘪回缩后再撤出体外，手术就结束了。球囊扩张后的食管造影显示，狭窄区已经消失，大口吞咽的对比剂通过顺利，没有发现食管破裂，手术成功。术后当天老冯就可以正常吃饭，观察到第二天，没有异常，顺利出院。

采用大球囊一次性充分扩张到位，可以提高疗效，减少狭窄复发和后续治疗的次数，食管胃吻合口良性狭窄大球囊扩张这项新技术，我们介入科 2005 年就在《介入放射学杂志》上发表了研究成果。大球囊扩张不仅对吻合口良性狭窄效果好，还能够治疗另外一种食管狭窄性疾病——贲门失弛缓症，它是先天性发育异常导致的食管与胃连接部狭窄。


## 扩张探条与球囊

食管、胃术后吻合口狭窄，过去都是在消化科采用消化内镜探条进行扩张，采用从细（直径 5 毫米）到粗（直径 15 毫米）的硅胶探条逐级扩张狭窄。由于探条直径偏细，最大只有 15 毫米，不能充分扩张有效撕裂瘢痕组织，狭窄往往容易复发，需要反复多次治疗。

而介入治疗所用的球囊可选择的直径很多，从 10 毫米到 20 毫米再到 30 毫米，一应俱全。我们介入科最早扩张治疗吻合口狭窄，也是从硅胶探条的最大直径 15 毫米做起的，但发现效果不好，后来逐渐扩大到 20 毫米、22 毫米、25 毫米，最后发现 30 毫米效果最好，而且安全。大球囊扩张的理论依据是，术后吻合口的良性狭窄本质是切口处的食管与胃形成了瘢痕，就像皮肤切口长疤一样。扩张治疗就是撕开、撕断瘢痕，可以彻底解除狭窄。术后吻合口瘢痕一般三个月左右会比较稳定，可以采用大球囊扩张，老冯出现狭窄刚好是三个月多一点。

理论上推测，大球囊扩张可能容易撕裂食管或吻合口，引起管腔破裂，但我们对比分析后发现，大球囊扩张破裂风险并没有提高，提示大球囊扩张是安全的。即便万一出现了食管破裂，通过放置营养管或者食管覆膜支架等介入治疗，也能很好地解决这种并发症，不必过于担心。


## 后记

医学是仁术，医疗服务的对象是各种各样的社会人，每个人都有不同的处境。像老冯这样处境困难的病人，如何提高疗效，减轻病人负担，提供更好的服务，是每个医生都应该努力的方向。医生不仅要治病，还得真正关心生病的人，给他信心，支撑他不要轻易放弃。

内科治疗、外科手术都会有并发症，介入也一样，各科医生彼此配合、相互保驾护航，共同治疗疾病，处理并发症，都是为了一个目标——治病救人。

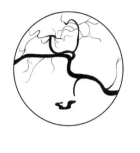

## 一波三折，反复出血终治愈

### 雪上加霜

2019 年底，40 多岁的杜老师因子宫腺肌病住进了妇科病房。她长期饱受月经量增多和严重痛经的折磨，症状越来越重，本就十分虚弱的身体再也撑不住了。长期的月经量增多让杜老师严重贫血，血红蛋白只有 38 g/L（成年女性正常值是 110~150 g/L），相当于丢失了身体三分之二的血液红细胞，因而，杜老师每月都得接受输血治疗。

杜老师住院第二天出现频繁呕吐，还突然吐出鲜血，真是雪上加霜。如果吐血不能及时止住，贫血严重的她随时会出现失血性休克，生命危在旦夕。临床上，像食管和胃肠道这类空腔脏器的出血是很危险的，一旦出血，血液会不受限制源源不断地流入脏器管腔内，造成大量失血，病人很快会出现昏迷，甚至丧命。

意识到吐血的危害，妇科医生紧急请消化内科、胃肠外科和介入科集体会诊，寻找合适的治疗方案。

外科医生认为，吐血原因不明，也不清楚具体什么地方出血，直接做外科手术比较盲目，开腹探查很可能发现不了出血点，对病人和家属难以交代，建议让介入科先处理。

消化内科医生认为应该双管齐下，在药物保守治疗的同时急诊做介入手术，以尽快找到出血点并快速止血。介入止血，责无旁贷。

## 判断出血部位

吐血或者既吐血又伴有便血，十有八九是上消化道出血，即出血来自食管、胃或十二指肠。上消化道出血的原因有两大类，第一类是门静脉系统出血，多见于肝硬化门静脉高压或门静脉血栓与海绵样变的病人；第二类是动脉性出血，由于溃疡腐蚀血管、黏膜糜烂渗血、肿瘤破溃或动静脉畸形等引起血管破裂出血等。门静脉出血和动脉性出血介入治疗的路径是不同的，一旦介入路径错误，不仅不能止血，还有可能浪费宝贵的救治时间，贻误治疗而危及生命。

如何在进行介入治疗前准确判断正确的入路，是门静脉入路还是动脉入路？答案就是进行全腹部 CT 检查。

上消化道出血病人判断其出血部位需要做 CT 检查，身体情况危急者可以只做平扫，状况平稳者最好平扫和增强一起做。平扫 CT 可以发现是否有肝硬化、脾脏肿大，如果有则提示门静脉出血的可能性大；反之，则应高度怀疑动脉性出血。CT 还可以显示出进入胃肠道的血液，从血管流出到消化道内的血液表现为高密度。若胃腔有高密度血块说明是胃内出血或十二指肠出血反流入胃腔；若胃腔正常而十二指肠内有高密度影，说明血液来自胆道或十二指肠本身，动脉出血的可能性大；若只在空肠或回肠腔内发现血液，最大的可能是小肠的动脉性出血，基本可以排除上消化道出血的可能。增强 CT 能直接显示出血区的异常血管团，如动静脉畸形、动脉瘤、肿瘤异常染色或门静脉曲张等，为介入治疗提供更有力的指导。

杜老师生命体征比较平稳，来介入手术室前先到 CT 室做了全腹部的 CT 检查。我第一时间看了片子，肝脾结构形态正常，我判断不是门静脉系统出血。而胃腔、十二指肠和空肠、回肠及大肠都有高密度的血液聚集，判断杜老师属于胃或胃与十二指肠部动脉性出血。因此，我为杜老师制定了经动脉途径的介入止血操作路径。

## 第一次造影

我第一时间安排了急诊介入手术，打算做腹腔动脉造影并出血动脉栓塞术。局麻后穿刺股动脉，引入导管分别插入腹腔动脉与它的分支——肝动脉和脾动脉，以及肠系膜上动脉进行造影，在所有可能引起出血的动脉进行地毯式搜查。然而，并没有找到出血点，也没有发现异常血管团。家属听到这样的结果，有些不理解，我耐心解释了原因。

对于这种突发的不明原因动脉性出血，介入动脉造影有时候可能找不到出血点。一方面是大量出血后，人体自身的保护机制会使出血部位的血管收缩、血液变黏稠，从而出血暂时自行停止。另一方面是医生给病人用了收缩血管或促使血液凝固的止血药，会让出血的血管收缩，出血点凝固而出血暂时停止。另外，如果造影时病人出血量少、速度慢，也可能发现不了出血点。

动脉性出血的造影主要有直接和间接两种表现。直接表现并不多见，即观察到对比剂外溢，流到血管外面，出血多者可以看到外溢的对比剂滞留成片状、不规则团块状，就像一个个小湖泊。多数是发现间接的征象，如肿瘤破溃出血可能仅表现为肿瘤染色，出血的动脉因痉挛等原因而呈现"串珠样"的改变，像一串冰糖葫芦一样，以及发现动脉瘤和动静脉畸形等表现。虽然并没有观察到出血，但有这些间接表现的动脉极可能就是出血动脉，为了止血也需要进行动脉栓塞治疗。

然而，临床上不少病人造影时可能没有任何出血征象，我们也可以把导管保留在出血可能性最大的动脉，临床上一般是肠系膜上动脉，固定导管后把病人送回病房，经导管持续匀速输入止血药，也可达到止血效果。临床上常用垂体后叶素，经导管直接给药，比外周静脉输药效果更好，副反应更轻。

另外，为了提高造影的阳性率，可以改变出血动脉的反应性，使其解除自我保护性收缩状态，激发并显示出血点，但这是一项有危险性的操作，一般在病人血压稳定的情况下谨慎进行。通过向局部动脉内灌注少量扩张血管的药物如罂粟碱、硝酸甘油等，使出血后收缩的血管重新扩张，同时加大对比剂用量，使病变血管染色加强，从而显示出血点或异常血管团，这称为药物性血管造影。

## 第二次造影

不幸的是，第二天下午三点多，杜老师又一次吐血了，这次还排出了大量的血便，血压也变得不稳定。我建议还可以做动脉造影再次寻找出血点，就像警察抓小偷一样，往往需要多次的跟踪、蹲守，才可能逮个正着。我和杜老师丈夫沟通，建议再次为杜老师进行介入造影。杜老师丈夫很着急，也很坚定，"毕教授，我们听你的！"

功夫不负有心人，这次动脉造影果真发现了出血，还是直接征象，胃十二指肠上动脉分支有对比剂外溢。我使用聚乙烯醇颗粒和弹簧圈栓塞后出血停止，术后杜老师血压恢复正常并保持稳定。

然而，回到病房后，杜老师又一次突然吐血了，距上次吐血不到两个小时。这次吐鲜血一二百毫升，杜老师突然意识丧失，呼叫没反应，情况十分危急。

那天刚好是我值班，24小时就守在病房，值班护士急匆匆地跑来找我，"毕教授，快，你的病人又吐血，人快不行了。"

我冲出值班室，边跑边思考为什么会发生意外。如此突然，杜老师很可能是血块阻塞气道引起的窒息。"人活一口气"，如不及时有效地处理，几分钟就可能被憋死。情况过于紧急，我连手套都顾不上戴，就马上给她进行了气管插管。果然，插管时在气管入口处看到了大量的血块，血块完全堵塞了气道。昏迷不醒的杜老师牙关紧闭，我努力让昏迷不醒的她保持嘴巴张开，方便护士用吸痰管抽吸血块。血块抽出后杜老师立即清醒了过来。万幸，因为及时开展床旁抢救，成功挽救了一条年轻的生命。如果没有及时判断是窒息，没有第一时间进行气管插管，或者按照一般流程，请抢救室或ICU病房的医生过来插管，很可能是另一种结局。

## 第三次造影

杜老师血块阻塞窒息抢救过来后，我反思，再次吐血说明胃十二指肠还有出血，还需要动脉造影查找出血点。好在我们还为杜老师保留着股动脉鞘管，经鞘管引入导管，先进行腹腔动脉及其分支动脉造影，显示胃十二指肠上动脉栓塞彻底，没有异常染色和出血点；再进行肠系膜上动脉及其分支胃十二指肠下动脉造影，显示有异常染色区和出血点，这个区域和胃十二指肠上动脉的原出血区重叠，还是原病变区出血，以聚乙烯醇颗粒栓塞至异常染色区消失，彻底止血。

杜老师血压、脉搏等生命体征平稳，消化道出血已经稳定。考虑到杜老师有顽固性痛经，以及子宫腺肌病造成的子宫出血月经量多，我同时给她做了经子宫动脉的腺肌病栓塞术，这样既可以减少子宫出血，又可以治疗子宫腺肌病的痛经。

## 后记

胃肠道供血动脉之间具有丰富的交通支，也叫侧支循环，比如胃左与胃右动脉间有交通支相连，胃十二指肠上动脉与胃十二指肠下动脉间有交通支相连，对这些丰富的交通支动脉，只有双侧对吻性栓塞，或者对出血区进行骑跨式栓塞，才能阻断交通支，达到彻底栓塞止血的效果。第一次的单侧动脉栓塞，杜老师的出血区很快从另一侧的交通支又获得供血，导致出血复发。

一波三折的治疗，考验的不仅是医生的责任心，还有扎实的医学理论基础知识。引起吐血的原因很多，如果没有责任心，没有全面且深厚的医学解剖学、血管解剖学、介入血管造影理论与技术，是无法从繁多的原因中抽丝剥茧找到真正病因的。如果没有医学的进步，没有微创的介入技术，依靠传统外科手术一次次为病人开腹探查、止血是不太现实的。如果病人和家属不够理解，不够信任，医生也可能无法心无旁骛、义无反顾地为病人进行一次次的会诊、一次次的治疗。杜老师是幸运的，是家属的理解、信任和医生的全力以赴换来了这份幸运。

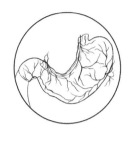

千里来寻医
得了胃癌的程奶奶

## 晚期胃癌

2019 年 10 月，76 岁的老乡程奶奶出现明显消瘦和胃部不舒服，在老家医院做腹部 CT 发现胃部有肿瘤，病变范围广泛，进一步做胃镜和病理检查确诊为胃腺癌。

因为程奶奶的胃癌已经侵犯周围组织，手术难度较大，也难以将肿瘤切除干净，不适合外科切除治疗。而胃肠道癌症一般不考虑放射治疗，那就只有一条路可走——抗癌药物治疗，也就是我们常说的化疗。但程奶奶对化疗用药反应太大，不得不中止。程奶奶的儿子为了让母亲得到反应轻、能够忍受的治疗，千里迢迢从老家来到郑州。

## 动脉化疗栓塞术

传统的化疗是全身用药化疗，是把化疗药物从静脉输入人体，药物经过静脉回流到心脏，再随着心脏射出的血液被均匀地带到全身。因此，只有少部分化疗药物会进入肿瘤，而大部分药物流到了肿瘤以外的全身其他部位。进入肿瘤的药物发挥抗癌作用，而流到肿瘤以外部位的药物则引起毒副作用，这也是为什么多数人会出现明显的化疗反应。

介入化疗与传统化疗的用药方式有所不同，不是经过静脉输药，而是直接经动脉把化疗药物灌注到肿瘤局部，使几乎全部药物都流入肿瘤内。操作方法是在病人大腿根部消毒、局麻后穿刺股动脉，引入导管到胃十二指肠动脉——最常见的胃癌供血动脉。而后经高压注射器进行动脉造影，如果在胃部观察到异常染色灶，就是胃癌病灶。此时可以经导管直接向肿瘤的动脉内灌注化疗药物，这样既可以提高胃癌组织内化疗药物的浓度，从而提高抗肿瘤疗效，又可以大大降低身体其他部位化疗药物浓度，从而减轻化疗的毒副反应。

药物灌注后，通过插在肿瘤供血动脉内的导管，注入颗粒栓塞剂堵塞肿瘤动脉，既有利于防止肿瘤内的药物被血流冲走，又可以阻断肿瘤的营养供应，促进胃癌组织缺血坏死。

术后当天，病人可能会出现轻度的腹部胀痛和恶心，这是栓塞后综合征表现，一般不需要处理，可自行消失。程奶奶术后出现了这样的症状，第三天症状消失，第五天就顺利出院回老家了。

## 还能否开刀切除

2019 年 11 月，术后一个月，程奶奶入院复查，我发现她胖了一些，精神也很好，非常欣慰。第一次住院时，外科专家认为，程奶奶肿瘤周围有侵犯，老人年纪也比较大，不适合手术，因此先做了微创介入治疗。关于她的下一步治疗，我还是考虑能否开刀切除，因为这是可能根治的办法。然而，这次复查 CT，肿瘤虽然有所缩小，但还是没有达到切除的标准。

听了外科专家的意见，我很感慨。医生清楚不该做什么，不仅仅体现了专业性，还有职业的素养。生存时间和生活质量是评价疗效的金标准，如果勉强做了外科手术，让病人遭了罪，花了钱，结果却并不理想，甚至造成创伤，引起并发症，那为什么还要开刀、做手术？我们不能为了治病而治病，治疗的最终目的是让病人恢复健康、延长生命、活得更好。

听到还是无法切除的消息，老乡没有丝毫怨言，毕竟这么大岁数的癌症病人，家属只希望能够少遭罪，多活些时日就行。我征求家属意见后，再次给程奶奶做了动脉灌注化疗栓塞的强化治疗，术后没有不良反应。

出院前我叮嘱家属 3~4 周后回来复查，建议再次巩固并强化治疗。动脉化疗栓塞和传统化疗一样，只有经过周期性、规律性的规范治疗才能取得最佳的疗效，甚至达到治愈的效果。

2019 年 12 月，介入治疗后两个月，到了该复查和再次治疗的时间。我电话联系家属后得知，程奶奶出院回家后的这段时间感觉逐渐变好，吃饭正常，身体也吃胖了，老人就不愿意定期过来，说要再等一阵子再过来住院治疗。我耐心地劝说家属，晚期癌症的治疗，一定要连续坚持几个疗程，把肿瘤杀灭到 CT 图片上看不见了，才能告一段落。定期复查很重要，只有肿瘤稳定、消失了，才不需要再治疗。

2020 年 1 月，介入治疗后三个月，我联系家属，程奶奶还是不愿过来……

## 胃十二指肠支架置入术

2020 年 7 月，介入治疗后九个月了，程奶奶病情复发，出现了进食困难、呕吐和上腹部疼痛。在老家治疗一周后未见好转，家属又联系上我，寻求治疗方法。

"永华，我母亲现在吃饭后就吐，有时候吐的东西比吃进去的还多，现在身体又瘦下去了，你那有办法吗？"程奶奶的儿子问我。

我感到可惜又无奈，本来如果连续做三四次动脉灌注与栓塞，很可能会取得更好的效果。可是程奶奶同老家的多数病人一样，症状有所好转，就以为治好了；再加上程奶奶心疼花钱，就不愿意再治疗。

"她目前很可能是胃癌进展，肿瘤又长大了，堵塞十二指肠引起了幽门梗阻和胃潴留，这病介入有办法，你们尽快过来吧。"

入院后CT检查证实了我的判断——胃窦肿瘤进展，堵塞胃窦和幽门，形成幽门梗阻和胃潴留。胃部肿瘤已经进展，比第一次就诊时还严重，症状明显，出现了腹胀、腹痛，进食困难和大量呕吐。

我尽快给程奶奶做了胃窦十二指肠支架置入术，让她少遭一点罪。放置胃窦十二指肠支架不需要穿刺，是经口引入导管和导丝，经过食管，进入胃腔，然后在通过梗阻的幽门时要分外小心，到达十二指肠后需要换一根加长加硬的导丝，沿着这根导丝把支架送到梗阻段，支架两端分别跨越胃窦、幽门和十二指肠上段，透视下精确释放。复查造影显示支架内对比剂通过顺畅，手术完成。

术后第二天，程奶奶可以喝水、喝粥，一次两三百毫升，一天吃七八次。少量多餐，让潴留了一周多的胃慢慢"休息"和恢复，过几天恢复后再正常进食。

术后第三天程奶奶吃饭基本正常，就闹着要出院。我原来计划正常吃饭，让身体恢复一周左右，再给她做胃癌的动脉灌注和栓塞的介入治疗，控制肿瘤，延长生命。劝说无用，她还是放弃继续治疗、执意出院了，这其中的缘由，我未能知道。

我想老人可能还是心疼花钱吧。其实，自从有了跨省新农合转诊制度后，治疗的费用可以报销不少。程奶奶来郑州住院三次，住院总费用三万多元，新农合转诊后在我院直接报销，老乡自己承担不到两万元，已经减轻了不少经济负担。

## 后记

对晚期癌症的老年病人，治疗如何选择，有时候关乎的不是能否治好，而是会不会治坏，甚至关乎生死。不管选择什么治疗，医患双方都希望有好的结果，可我们不得不正视的现实是，晚期癌症病人多半人财两空。介入科收治了很多像程奶奶一样的晚期肿瘤病人，有的切除术后肿瘤复发，有的多个疗程化疗无效，有的出现严重并发症，内外科医生束手无策后才找到介入科。即便这样，通过不同的介入技术治疗，也能让病人少一点痛苦，多一段生存时间。医生不仅仅是为了让病人活着，还要努力让他们有尊严、有质量地活着，不是吗？

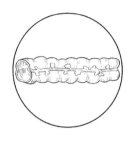

不想做『造口人』

## 难受的肠梗阻

半年前，三十三岁年轻力壮的小朱出现浑身乏力、面色苍白，当时以为只是劳累了，没有引起重视，也没及时看病。三个月前乏力加重，身体消瘦，小朱这才觉得不对劲，到当地卫生院看病。化验显示严重贫血，口服中药治疗半个月没有好转，小朱有些不放心，便来到了我们医院。我们医院给他做了进一步的化验，发现肿瘤标志物升高，怀疑恶性肿瘤。PET-CT 发现"升结肠肠壁增厚，代谢活跃，考虑结肠癌"，而且已经出现"腹膜后、盆腔淋巴结和肝内多发转移"，小朱这么年轻居然已经是癌症晚期。

住院期间，小朱出现恶心，持续性腹胀、腹痛，连续好几天没有放屁，也拉不出大便。整天坐立不安，痛苦万分的小朱所经历的病痛不是亲身经历者是很难感同身受的。腹部检查发现，他的肚子膨大如鼓，叩诊时发出一声声"嘣嘣"如同打鼓一般的声响；听诊器放在腹部，可以听到一阵阵"咕噜咕噜"的声音，那是肠内积气和积水翻动发出的，是肠梗阻的典型征象。

为了明确诊断，我给他开了腹部立位平片检查，就是让病人站着拍一张 X 线平片。如果得了肠梗阻，往往在平片上可以看到肠管扩张积气；最典型的表现是平片上出现许多高低不等的"液气平面"，就是不同梗阻段肠管内积水积气形成的"水平面"，是肠梗阻的表现，而正常人由于肠管通畅不会出现这样的"水平面"。

## "造口人"之痛

原本就消瘦、贫血的小朱，急需加强营养，可当时的他却连口水都喝不下，能不能活下来都是个问题，更别提肿瘤科打算给他做全身化疗了。小朱的肠梗阻不解决，营养不良，化疗也无法耐受，肿瘤科建议他做肠造口（也称肠造瘘）手术。

肠造口是外科治疗结肠梗阻的传统方法，开腹后把梗阻近端的肠管切断，拉出体外并缝在肚皮上，在肚皮上做个"造口"，也叫人工肛门，粪便可以从造口处流出。造口处需要24小时挂上造口袋，收集时不时流出的粪便。

这类手术后的病人有个辛酸、苦涩的称呼——造口人，他们不能随意控制排泄，任何场合都需要携带造口袋。虽然叫人工肛门，可这门却是一直开着的，无法自己关上。"我的身体有道关不上的门"，这是亲身经历者无法言说的痛。他们不敢出门，不方便见人，心里总觉得自己又脏又臭，害怕别人议论。他们排便时没有感觉，有时走着走着，造口处粘贴的排泄袋就满了，十分难堪。

小朱死活也不愿意做这种手术，不只是因为体质差害怕耐受不了手术，还因为如此年轻的他不想做"造口人"。"如果不能活得体面、尊严，我宁可放弃治疗。"小朱悲壮的言语，令人痛心，也深深触动了我的心灵。

"实在不想造口，可以放结肠支架。"听了我的话，小朱立即决定放置支架，不做外科造口手术。于是小朱转到我们介入科先解决肠梗阻，以恢复正常饮食和保证营养，然后再做后续治疗。

## 结肠支架置入

介入治疗通过放置结肠支架，把梗阻的肠管撑开，解除梗阻恢复肠道通畅。小朱如果是小肠梗阻或者多处梗阻，可能就没有机会放置支架了。因为小肠位置太深，目前上市的支架输送器长度有限，无法将支架输送到位；而如果多处梗阻，放一个支架也无法使全部肠管通畅。幸好，小朱只是升结肠的一小段肠管出现了梗阻，适合放置结肠支架。为了尽早恢复肠管通畅，早一天摆脱病痛，小朱转入我科的第二天，我们就给他进行了结肠支架置入手术。

然而，这台支架置入的介入手术比我预想的难很多，他的结肠癌已经让肠管完全闭塞梗阻，梗阻近端出现大量肠管扩张积气，前两天胃肠造影用的对比剂仍然滞留在肠管内，来回蠕动，如翻江倒海一般，就是无法向下排出。

结肠支架置入操作是从肛门插入导管和导丝，导管、导丝两者密切配合，依次通过直肠、乙状结肠、降结肠、横结肠，这个过程还算比较顺利，但是进入升结肠接触到肿瘤区的闭塞段，我费了九牛二虎之力才使导丝和导管通过。由于梗阻位于升结肠，距离肛门很远，放支架难度增大。而且，需要经过乙状结肠、结肠脾区和结肠肝区至少三个几乎成直角的弯曲，肠管来回折叠，走行曲折，因此在输送支架时阻力很大，推送十分困难。就像在"十八弯"的盘山公路开车一样，考验的是司机的车技和胆量，而对于这样的病例，考验的则是医生的耐心和技术。

我的解决方法是逐级加强推送力量，就像钓鱼竿一样后端粗、前端细，一节一节地加强前端的支撑力。先更换引入一根加硬的导丝，沿加硬导丝送入一根直径 4~5 毫米的长鞘管，再经过长鞘管推送支架，这样既可以把路径变直，减小推送的阻力，又增大了推送力，让支架就像走行在光滑又紧固的隧道中一样。终于，我把一枚直径24 毫米、长 120 毫米的结肠支架成功送到了结肠癌的肠管闭塞处，并成功释放。

结肠支架是记忆合金丝编织而成的自膨胀式支架，具有直径记忆功能，温度在 30 ℃以上就会自动膨胀恢复到原有直径。这个支架的直径是 24 毫米，在未释放前支架处于压缩状态，从输送器中放出后，支架像自动雨伞一样立刻打开，恢复到原来的大小和长度。依靠支架的膨胀力便推开肿瘤、撑开肠管，解除了狭窄梗阻，达到疏通肠管的效果。肿瘤组织柔软松脆，支架的自身支撑力完全能够撑开肿瘤引起的腔道狭窄。支架刚释放时呈现哑铃状，中间部膨胀不太充分，内腔大概在 15 毫米左右。体内温度远远高于 30 ℃，支架的强度会慢慢增强，几小时或一天后就会达到完全扩张。

术后第二天，小朱腹胀、腹痛症状明显好转。

## 肝动脉化疗栓塞

术后第五天，我让小朱联系肿瘤科转回去，进行原定的全身化疗，小朱怎么也不同意，担心身体刚好转，化疗后又耐受不了。但结肠癌和肝内的多发转移灶必须治疗，于是我建议，可以做结肠癌和肝转移癌的局部动脉灌注化疗与栓塞介入治疗。

显然，小朱没听过这种方法，不然不会一脸茫然的样子。我向他解释说，动脉化疗是用一根细的导管找到肿瘤供血动脉，然后把高浓度的化疗药物直接灌注到肿瘤组织内。这是对静脉输液的一种改进，因为静脉"打点滴"，药物进入全身，只有一少部分到达肿瘤，疗效不佳，毒副反应大。通过介入技术插导管，把化疗药物直接灌注到肿瘤内，以高浓度的抗癌药物"毒死"肿瘤，既可以大大提高疗效，又可以减轻化疗的毒副反应，治疗变得安全，也不受罪。

此外，药物灌注后还用栓塞剂栓塞肿瘤供血动脉，通过阻断肿瘤营养达到"饿死"肿瘤的目的。使用大小只有几百微米的栓塞剂直接进入肿瘤末梢的血管网内，阻塞肿瘤的血管和潜在侧支循环血管，使肿瘤缺血、缺氧，坏死得更彻底。

小朱同意了介入治疗的方案，介入手术很顺利，术后小朱几乎没有不良反应。

术后第三天小朱顺利出院了。

"生病后才发现，能吃能拉，真幸福。"小朱出院前感慨道。话粗，理不粗。

此后，每月一次，坚持3~5次的介入治疗，会让晚期结肠癌的病人生命延续不少。

## 后记

像小朱这样的病人可以做肠造口手术，虽然解决了肠梗阻，但却变成了一个"造口人"。拿刀的医生和躺在手术台上的病人，其实很难真正感同身受。我因为胃胀故意做了两次普通胃镜检查，就是想体会这是种什么滋味，当我不由自主地频繁恶心、呕吐，才明白平时我给病人做手术，他们不是不配合，而是真的难受，那是生理反应，不受意志支配。做完检查鼻涕和眼泪湿了我一脸，也湿了我的体面。不论医生、护士如何说服病人，护理好的造口很卫生，没有异味，也无法减轻病人的痛苦与不堪。

随着医学的进步，尤其是介入医学突飞猛进的发展，通过结肠支架、动脉化疗栓塞等一系列综合治疗，帮助病人减轻痛苦、延长生命，无疑给这类病重的晚期肿瘤病人带来了新的曙光和生的希望。

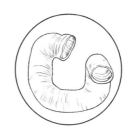

# 十二指肠压迫综合征——都是减肥惹的祸

## 骨瘦如柴的少女

2021 年 12 月，消化科教授电话询问："毕教授，我这儿有个 21 岁女孩，减肥过度，现在瘦得皮包骨头了，吃饭就吐。你给她放一根空肠营养管吧，这样我们就可以加强肠内营养了。"

虽然在媒体上看到过因减肥而出现厌食症的报道，但是真正接触这样的病人还是第一次。我在病房见到小王时，十分惊讶，花季少女竟然骨瘦如柴，外形看起来真是目不忍睹，消瘦程度如同得了晚期恶性肿瘤的病人——医学上形容为"恶病质"。恶病质标准的定义是"因长期饥饿或疾病折磨造成人体严重耗竭、濒临死亡的状态"。

我紧急联系介入手术室，尽快给她安排空肠营养管置入。

"姑娘，你咋瘦成这样呢？"护士一边做介入手术准备，一边好奇地关心小王。介入操作在局麻下进行，病人意识清醒，聊天可以转移病人的注意力，缓解紧张情绪。

"哎！"小王叹了口气，"我原来是个胖子。"

护士看了看小王，难以想象眼前骨瘦如柴的小王曾经能有多胖："那你原来有多重呀？"

"130斤。"

护士沉默了，小王身高165厘米，130斤只能算是中等微胖吧。护士接着问："你怎么瘦下来的？用了多久瘦下来的？"

"就是节食减肥，体重减到100斤以下时，我就开始胃胀、肚子胀，不敢多吃饭。"小王少气无力地叹了口气继续说："唉，两年前这种情况更严重了，不想吃饭，饭菜油和盐多一点就吃不下。再后来，我啥饭都吃不了，一吃饭就呕吐。"

小王病历上写着"神经性厌食症、营养不良和电解质紊乱"，体重一栏显示只有"25公斤"。我看了她的腹部CT，报告显示"皮下脂肪层消失，肌肉萎缩，腹部凹陷"。

## 十二指肠压迫综合征

手术台上这个瘦得像纸片一样的小王，身体十分虚弱，监护仪器上显示心率每分钟只有40多次，让我在担忧她安全的同时，又在不断思考：为什么会瘦成这样？"厌食症"只是不能吃饭，为什么还有呕吐？我突然想到"十二指肠压迫综合征"这个病，因为我也曾经饱受它的折磨，时常感到胃胀、腹胀，一吃东西就撑得难受，吃不下东西，也没有了"好胃口"，表现得像"厌食症"。

十二指肠压迫综合征又称肠系膜上动脉压迫综合征。肠系膜上动脉从腹主动脉发出后向前下方走行，它和腹主动脉形成的夹角是30°～42°，十二指肠水平走行的那段肠管就是从这个夹角中穿过的。如果这个夹角变小，肠系膜上动脉就会压迫十二指肠的水平段，从而引起肠腔梗阻，食物与胃液无法顺利通过，病人便出现反复腹胀、呕吐等不适症状。

改变体位时症状的轻重不同，站立位与仰卧位（面朝上平躺）这些症状会加重，而面朝下平躺的俯卧或左侧卧位时症状会出现减轻。我那段时间就是这样，不喜欢平躺，只要平躺腹部就会撑得难受。睡觉也总喜欢侧卧位或者趴着睡，不然很难睡着。

十二指肠压迫综合征通过胃肠钡餐造影进行诊断，造影时可以发现十二指肠近端扩张，胃撑得鼓鼓的，对比剂滞留在胃内，迟迟不能排入肠管（胃潴留）。典型的病人在十二指肠水平段可以观察到一个"笔杆"一样的压迹，这就是肠系膜上动脉压迫肠管所形成的压痕。

术中给小王做消化道造影时，证实了我的推测。她的胃排空十分困难，整个胃腔胀得像气球一样，十二指肠对比剂通过受阻，还看到对比剂反向逆流进入胃腔。小王出现这种情况，是因为她过度减肥、体质消瘦，肠系膜和后腹膜脂肪减少，内脏下垂，导致肠系膜上动脉近端夹角变小，而压迫了十二指肠。

为了恢复营养，我在小王空肠内放置了一根营养管，这样就越过了胃腔，可以把粉碎的食物直接送到小肠里。营养管是经过一侧鼻孔放置的，先送入导管和导丝，二者配合依次经过鼻腔→咽腔→食管→胃→十二指肠，跨越肠系膜上动脉压迫段，把导丝一直送到空肠上段。然后，沿着导丝再送入空肠营养管。通过营养管注射肠内营养液、肉汤、牛奶，也可以注射打碎的食物碎渣等。加强营养，体重恢复以后，压迫症状很可能会自行缓解。

考虑小王存在严重的胃潴留，胃撑得难受，我又在她的胃腔内放了一根减压管，进行胃肠减压，缓解她的腹胀症状，减轻痛苦。

## 感同身受

一年前，我自己也出现了腹胀的症状，怎么查也找不出病因。后来我给自己做了消化道造影，发现十二指肠压迫的"笔杆征"和十二指肠逆蠕动，才知道自己得了十二指肠压迫综合征。我最重的时候是 74 公斤，曾经也以"缩衣节食"为荣，最瘦时的体重是 63 公斤，也正是那时出现了腹胀的症状，并且反反复复，不见好转。

那天看到这个因为减肥把自己瘦成病的少女，我决定让自己胖一点。我开始多吃饭，体重也在逐渐增加，如今，我的体重恢复到了 70 公斤以上，腹胀不知不觉中就消失了。这是因为随着肠系膜和后腹膜脂肪的增加，肠系膜上动脉近端的夹角变大，对十二指肠的压迫就会减轻或者消失，这个病自然就好了。

不知道小王最近怎么样，希望她也如我一样康复了。

## 后记

"爱美之心人皆有之"，每个人都有追求美的权利。其实，原本 130 斤的小王最多也只是微胖，而且正值桃李年华，只要身体健康，怎么看都是美丽的。我想，女孩不该都以瘦为美，健康才是第一位的美。认可自己的身材和体重，并注重内在的修养，自信、自爱更是一种美。

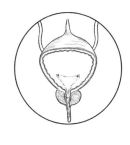

# 尿潴留可以介入导尿，何必手术造瘘

## 偶遇老王

2021 年 7 月的一天，我去 ICU 病房会诊，会诊结束后值班医生让我顺便看看另一个病人——51 岁的老王。

老王患肝硬化十多年，2017 年在我院做了"TIPS 术"，2019年又因为肝内 TIPS 分流道狭窄做了"分流道支架再置入术"。此次老王的入院诊断是"肝性脑病、肝硬化失代偿期、TIPS 术后"。会诊偶遇的老王，原来是介入老病友，算是一种缘分。

意识模糊的老王出现了尿潴留，插入导尿管失败、无法排尿，请泌尿外科做膀胱造瘘，因老王意识不清被拒绝。

"导尿失败，造瘘没法做，你们介入有没有办法解决？"

我脱口而出："导尿这活对介入操作就是小菜一碟。"

医学上有几句俗话："外科开膛剖腹""内镜无孔不入""介入有孔要入，无孔钻个缝隙也要入"。不管尿道有多窄，只要还有一条细缝，我们就能让像泥鳅一样超滑的导丝顺利通过，借助导丝引导可以插入导尿管，瞬间解决尿潴留。ICU 医生听罢，立即决定让我尽快给老王进行介入导尿。

## 膀胱造瘘术

急性尿潴留是常见的临床问题，由不同原因的尿道狭窄引起。由于男性尿道较长，存在两个生理弯曲和三个生理性狭窄，正常情况下导尿要比女性困难得多。遇到前列腺增生引起的尿道狭窄病人时，导尿操作更加困难。

重度尿道狭窄的病人，如果常规导尿失败，过去只能手术切开腹部进行膀胱造瘘。在下腹部耻骨上方切开膀胱进行造瘘，相当于丢弃原来的尿道，而直接在膀胱上方人为地"修"出一条通道，插一根管子，接上尿袋。这就好比一条公路发生泥石流，道路不通，人们不得已重新修了一条小道。

## 透视下导尿法

老王是肝性脑病、肝昏迷引起了尿潴留。由于此前多次尿道插管存在尿道瘢痕狭窄，ICU 多次导尿失败。我们采用介入的导管导丝技术导尿，在会阴部和生殖器区域消毒后，经尿道口送入导管和导丝，二者配合，小心通过尿道狭窄段，顺利进入膀胱。更换加硬的超滑导丝，用液状石蜡润滑导尿管，在透视引导下，沿加硬导丝从尿道口进入，将导尿管缓慢送入膀胱内。

瞬间，淡黄色的尿液就像泄洪的河流一样，迫不及待地流入尿袋。我向导尿管的气囊内注入 10 ~ 15 毫升生理盐水，让气囊鼓起来，用于把导尿管固定在膀胱内，防止脱落。最后，退出超滑导丝，固定尿袋。

给尿潴留病人排尿时要注意，第一次排尿一般不宜超过 1000 毫升。因为大量排尿会使腹腔内压力突然降低，血液大量滞留在腹腔血管中导致血压下降而虚脱；又因为膀胱内压力突然降低会引起膀胱黏膜急剧充血而发生血尿。

# 后记

介入导尿技术具有很多优点：可直视下全面了解并评估尿道狭窄程度；采用超滑的细导丝和导管配合，导丝容易顺着尿道的间隙自然弯曲前行，容易顺利进入膀胱，该操作可行性高，安全性好；介入手术是微创的，而导尿操作几乎是无创的，可有效解除急性尿潴留；超滑导丝柔韧性好，不易折叠变形，表面是亲水涂层，十分光滑，导尿成功后也容易拔除；可避免创伤性的膀胱造瘘。

在 X 线透视下，运用导丝技术插入导尿管，能够解除多数因前列腺增生及支架置入后再狭窄引起的急性尿潴留，对治疗创伤所致的尿道狭窄也有明显优势。有研究报道，介入导尿技术作为一种行之有效的导尿方法，其成功率高达 98.3%，无一例发生尿道损伤。

介入导尿成功率高、创伤小，临床医生遇到无法常规导尿的病人时可考虑选择介入导尿。

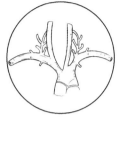

谷奶奶头晕，原来是胳膊「偷」了脑子里的血

## 间断头晕两年

两年多前，70多岁的谷奶奶不时出现头晕，活动后头晕加重，到医院做头颈部CT血管成像（CTA）检查发现"左锁骨下动脉狭窄"，服药治疗，没有什么效果。

一个多月前，谷奶奶头晕程度明显加重，发病时不能站立，几次险些晕倒。再次检查头颈部CTA发现，左锁骨下动脉原来的狭窄段已经完全闭塞，血管病变比之前严重了。当地医生建议尽快转到大医院做血管支架治疗，谷奶奶来到我们医院，门诊以"锁骨下动脉盗血综合征、动脉硬化、糖尿病"收治入院。

## 锁骨下动脉盗血综合征

"以前只听说老太太锁骨下动脉有狭窄，现在门诊给她诊断为'锁骨下动脉盗血综合征'到底是怎么一回事儿，没搞错吧？"谷奶奶刚住进我们介入科病房，家属见到我就问。

解释清楚这个问题需要先说明锁骨下动脉的前生今世。在我们人体中，最大的动脉是主动脉，它直接由心脏发出。而左锁骨下动脉是直接从主动脉发出的一根头颈动脉分支，它分别发出向左侧胳膊供血的左上肢动脉和向小脑与脑干供血的椎动脉。既然有左锁骨下动脉，必定有右锁骨下动脉。虽然同名但是不同命，右锁骨下动脉并不是由主动脉直接发出的血管。它是由主动脉直接发出的另一根血管——头臂干发出的。这样一比，右锁骨下动脉比左锁骨下动脉低了一个辈分，但它也发出椎动脉给小脑和脑干供血。正常情况下，从心脏射入主动脉的血液，大部分经左锁骨下动脉进入左上肢，少部分流入左椎动脉供应小脑和脑干组织。

左锁骨下动脉的近心端，也就是发出椎动脉前的那一段，如果出现严重狭窄或者闭塞，就无法像正常人那样从主动脉获得供血。当左侧上肢活动时，左上肢末端的动脉就缺少血液和处于低血压状态。由于右椎动脉依然可以正常地给小脑和脑干供血，缺血且血压低的左侧上肢为了给自己补给，就像抽水泵一样，把右侧椎动脉流入小脑的高压血液，抽吸到左侧椎动脉，逆流进入左锁骨下动脉远端的左侧上肢动脉。谁说大脑是最聪明的，留不住右椎动脉供给自己的血液，让左侧上肢白白捡了便宜，自己却脑缺血发作。

这种"盗血"性疾病多见于中年男性病人，以左侧多见。主要病因有动脉粥样硬化和复发性大动脉炎。动脉粥样硬化的致病危险因素有抽烟、糖尿病、高血压病、高脂血症等，谷奶奶就长期患有糖尿病。锁骨下动脉盗血综合征病人往往进行上肢活动后出现头晕症状，如一过性头晕、视物旋转（感觉天旋地转）、站立不稳等，严重时可能出现偏瘫、半身感觉麻木和失语等。一部分病人左上肢也会出现缺血症状，主要表现为乏力，严重时甚至连端碗筷吃饭的力气都没有，有的还会出现感觉异常、冰冷、酸痛等。

病人左桡动脉搏动大多减弱，甚至摸不到。检查发现左上肢血压降低，两侧上肢收缩压（我们口语中的高压）往往相差 20 mmHg以上。

入院后给谷奶奶进行检查发现，左侧桡动脉脉搏减弱，左上肢血压仅为 90/50 mmHg，而右上肢血压为 140/60 mmHg，收缩压相差 50 mmHg。

## 左锁骨下动脉支架置入

由左锁骨下动脉的严重狭窄或闭塞引起的"盗血"，内科药物治疗难以有效，因为单纯药物治疗无法解除动脉狭窄或闭塞，不能恢复锁骨下动脉的正常血流。外科手术创伤较大，需要做人工血管转流术（也叫血管搭桥手术），相当于从附近正常的动脉那里通过缝一根人工血管，把血"借"到左锁骨下动脉，就像田里干旱没水，用一根水管从水渠接水一样。血管搭桥需要在全麻下切开颈部，甚至开胸，创伤大，对搭桥的邻近正常血管也会造成一定的不良影响，影响正常的血液供应。

随着球囊扩张和血管支架置入等介入技术的发展与应用，锁骨下动脉盗血综合征已经不再选择开刀搭桥。况且谷奶奶年纪大，多年合并糖尿病，大手术的并发症发生风险高，做介入放置支架是最佳的治疗方案。

介入手术在局麻下进行。先在谷奶奶大腿根部消毒、局麻后，从股动脉穿刺置入动脉鞘管。血管造影是诊疗血管疾病的金标准，我们先把导管送到主动脉弓部进行脑血管造影，看到谷奶奶的左锁骨下动脉起始部已经完全闭塞，右椎动脉的血流进入脑子后，又从左椎动脉逆流进入左锁骨下动脉远端，进一步确诊了谷奶奶的病。

诊断明确后，接下来就是想方设法开通动脉。我们先小心地开通闭塞段动脉，将导丝和导管引入左锁骨下动脉远端。然后替换加硬导丝，引入导引导管，这种导管主要起"引导"作用，有利于球囊和支架顺利通过闭塞段进行球囊扩张和支架置入等操作。经导引导管引入球囊先扩张狭窄处，这叫"预扩张"，为的是方便传送支架并通过动脉狭窄处。

沿加硬导丝送入直径 8 毫米、长度 27 毫米的球囊扩张式支架到狭窄动脉段，造影确认位置良好后，扩张球囊并释放支架。在支架置入操作过程中，我们时刻造影，以监测支架的准确位置，避免支架定位不准或者移位。复查造影显示支架膨胀良好，狭窄解除，左椎动脉恢复正常正向血流，盗血现象消失。

术后谷奶奶左上肢桡动脉搏动良好，再也没有出现头晕的表现，四天后就顺利出院了。

## 后记

锁骨下动脉盗血综合征临床表现包括两个方面，其一是盗血引起的小脑和脑干缺血，表现为头晕、失语、站立不稳等症状；其二是左上肢尽管从脑子盗血，但依然无法满足自己的需求，还是缺血，表现为左上肢疲乏、活动无力、皮肤冰凉，血压下降、脉搏减弱等。随着医学影像技术的发展，无创伤性血管成像技术的普及，该病的诊断率显著提高。而随着介入技术的进步，锁骨下动脉盗血综合征的介入治疗成功率几乎可达100%。

包括锁骨下动脉狭窄在内，全身各部位的动脉狭窄多数是由动脉硬化引起，而动脉硬化又来源于高血压、高血脂、高血糖和长期抽烟等。因此，控制"三高"，坚决戒烟，预防动脉硬化和血管狭窄比治疗更重要。

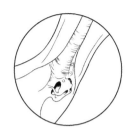

# 右上肢血管畸形的小老乡

## 2022 年的第一个病人

2022年过完春节返回医院,收治的第一个病人是我的老乡小毕。半年前,17 岁的小毕发现右侧肘关节内侧有一个包块,打篮球和写字时会出现疼痛不适。老家医院磁共振检查诊断为"右肘窝血管瘤",春节前小毕的爸爸老毕咨询了我,并约定春节后就来郑州看病。

时间经不起细算,挂了老毕的电话,我才发现从上大学离开老家至今已经快二十年了。二十年来,我上学、工作、结婚、生子……一切都那么自然,似乎时间从来没有流逝过。不曾想,匆匆之间,我早已过了而立之年,年长我几岁的老毕孩子都已经上高中了,真是岁月催人老呀。

高中是人一生中关键的成长阶段之一，现在细细回想我的高中时代，曾经的三更灯火五更鸡，曾经的苦恼、焦虑和担心都已经随风消散，以前吃的苦变成了今日的甜。记忆中留下的是清晨微甜的和风、夜晚皎洁的朗月、夏季校园的蛙声、冬季飘雪的甘洌……同学的嬉笑玩闹、老师的谆谆教导，一幕幕如电影般闪过脑海。想必老毕也如当初我们的父母一样，不愿耽误孩子一点时间，所以选择春节假期来郑州看病。

## 血管瘤 / 血管畸形

血管瘤是儿童最常见的先天形成的良性血管疾病，不是真正的肿瘤，可以长在皮肤上，也可以长在深部肌肉里，老毕说他儿子得的就是血管瘤。然而，多数血管瘤生长到一定时间后会自然消退，医学上叫"自限性"，就是不用治疗自己就会消失。一般到了八九岁的时候，血管瘤就可以基本消退，个别孩子晚一些，但基本上十二三岁时也可以消退。小毕已经 17 岁了，肿块不但没有变小、消失，还在增大，和这个表现并不符合。

1982 年，美国学者 Mulliken 根据血管内皮细胞是否增殖的特征，首次将血管性疾病分为血管瘤和血管畸形两大类，用来指导临床诊疗，被临床医生广泛采纳。血管瘤指血管内皮细胞存在异常增殖，可分为增殖期、稳定期、消退期三期。而血管畸形不存在血管内皮细胞增殖，以血管扩张为特征，不会自行消退。

小毕的肘窝表面没有颜色异常和色素沉着，虽然曾经有疼痛症状，但找我看病的时候并没有明显不适症状，病变也没有突出于体表，我考虑是血管畸形。老家的磁共振片子我也仔细看了，肿块内存在大量扩张的血管团，血管团与肌肉交集在一起。术前彩超检查，皮下软组织内可见血管畸形，以及显示为红蓝色的丰富血流，进一步证实了血管畸形的诊断。

## 血管硬化治疗

由于症状不明显，而且长在右上肢，不是颜面部，不影响美观，也不会导致自卑、孤僻等心理问题。我建议小毕可以暂时不治疗，观察一段时间，看看肿块的变化。

老毕担心儿子高中学习压力大，如果不治疗可能影响学习。而且，肿块长在活动关节的肘窝处，时不时出现的疼痛，影响小毕写字、打篮球等活动，还是决定治疗。

我告诉老毕："目前血管瘤最常见的治疗方法是服用普萘洛尔等药物治疗，可以抑制婴幼儿血管瘤生长。但小毕得的是血管畸形，药物治疗无效。另外，激光消融治疗适用于浅表型婴幼儿血管瘤，也不适合小毕的治疗。但我们可以使用局部注射硬化介入治疗。"

局部注射硬化介入治疗就是用一根输液用的细针头，局部穿刺至畸形血管的内部，在 X 线透视观察下，缓慢注入对比剂把畸形的血管显示出来，再注射泡沫硬化剂到畸形血管中。硬化剂是由聚桂醇和空气混合而成的，反复抽吸形成泡沫状。硬化剂可以抑制、破坏血管内皮细胞的生长，促进血栓形成，血栓逐渐机化，最后萎缩，甚至吸收、消失。

术后小毕没有任何不适症状，第二天就顺利出院，而今写字、打球一切正常。


## 他乡的年味

老家的春节年味十足，儿时最美好的回忆都停留在春节。小毕出院那天是大年初十，老家还是拜年访友的时候。别人在走亲访友、热闹拜年的时候，老毕带着儿子千里迢迢来到郑州看病。身在异乡，见到老乡，感到分外亲切。于是我邀请老毕父子来家里做客，也算给彼此拜个晚年。

年过古稀的父母，在千里之外见到老乡，显然比我更激动，开心地聊着故乡的人和事。听着回荡在客厅的乡音和笑语，我想，这是开始新的一年最好的寄语。

## 后记

血管瘤和血管畸形都是常见的先天性血管病，采用局部注射硬化介入治疗就可以治好，这种血管病不适合外科手术切除，因为血管畸形与肌肉、皮肤长在一起，不好分离。手术范围小，不易切净；手术范围大，会损伤肌肉，终生影响上肢活动。穿刺硬化治疗具有创伤小、起效快、效果好的优点。2022年的第一个病人就是我的小老乡，感觉很亲切。经过微创治疗，解决了小毕的烦恼，希望没有疾病困扰的小毕能够安心学习，考入理想的大学。

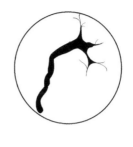

# 刘大爷得了肾性高血压、脾动脉瘤和前列腺增生

## 多病缠身的刘大爷

2020 年 9 月,六十多岁的刘大爷骑电瓶车不小心摔倒,引起"脑震荡"到郑州某医院住院治疗。CT 检查发现"双肾动脉起始部中度狭窄;脾动脉瘤;肝硬化、门静脉高压;前列腺肥大",一下子检查出多个问题。

二十多年前刘大爷发现自己是乙肝病毒携带者;十七年前查出来肝硬化;十二年前发现疝气并做了外科手术;六年前发现高血压,收缩压(高压)最高达到 220 mmHg,服用多种降压药还不能把血压降到正常,收缩压一直在 150 mmHg 以上;三年前在某眼科医院做了右眼手术……刘大爷可谓多病缠身。

刘大爷的女儿通过朋友联系到我，咨询危险的脾动脉瘤能不能做介入治疗。

"你父亲这几个病，介入都能处理，住一次院可以把肾动脉狭窄性高血压、脾动脉瘤和前列腺肥大都治好。"

听我说得这么肯定，她有些喜出望外。后来听朋友说，她当时对介入这种新技术佩服极了，还和朋友开玩笑说："没想到看一个病，还买一送二。"

## 脾动脉瘤栓塞术

2020 年 10 月，刘大爷住进了我们介入科。脾动脉瘤属于内脏动脉瘤的一种，脾动脉瘤被比喻成"人体炸弹"，一旦发生破裂，高压的动脉血会喷涌而出，流入空间巨大的腹腔，短时间内大出血，会引起失血性休克，甚至死亡。

过去，脾动脉瘤主要靠外科手术切除并进行血管重建，血管重建手术难度较大，并发症较多。更多的外科医生为了简化手术，可能把动脉瘤连同脾脏和脾动脉一起切掉。然而，脾脏是重要的免疫器官，不可以随意切除。

我给刘大爷采用的是介入治疗，在栓塞脾动脉瘤的同时保留脾脏。通过穿刺股动脉，引入导管到脾动脉瘤内，然后送入弹簧圈填塞动脉瘤，既栓塞了动脉瘤，又保留通畅的脾动脉和正常脾脏。

## 肾动脉支架置入术

刘大爷高血压多年，多种药物联合应用，仍无法将血压降至正常，收缩压长期在 150 mmHg 以上的高水平，医学上称这种高血压为顽固性高血压或难治性高血压。出现这种情况就要考虑肾性高血压的可能，即肾动脉狭窄或肾功能不全引起的高血压。若是肾动脉狭窄性高血压，通过介入治疗解除肾动脉狭窄，去除高血压"病根"以后，血压自然就可以恢复正常。

刘大爷双侧肾动脉都有狭窄，为了弄明白到底是哪一侧肾动脉狭窄引起的高血压，我给他做了核医学的肾图检查。结果显示"左肾体积小，血流灌注及排泄功能异常，聚集功能受损。右肾血流灌注及功能正常"。提示高血压的根源在左肾，于是做了左肾动脉支架置入术。

支架介入操作是在局麻下做的，经股动脉穿刺将导丝、导管送到左肾动脉。置入长鞘管，经鞘管送入肾动脉球囊扩张式支架。这类支架先压缩在一个球囊导管上，送到肾动脉狭窄段后，注射造影剂充盈球囊，把贴合在球囊上的支架撑开，并固定到狭窄的肾动脉内。肾动脉支架置入后成功地解除了动脉狭窄，术后第三天刘大爷的血压就明显下降了。

## 前列腺动脉栓塞术

2021 年 5 月，刘大爷第二次来我科住院，治疗前列腺肥大。他五六年前开始晚上夜尿增多，起初每晚起来 1~2 次，逐渐增多到 3~4 次；现在每晚要起来 4~5 次，根本无法休息。白天也是不停地跑卫生间小便，每一次小便都很费力，累得满头大汗。这是前列腺肥大压迫尿道，尿道严重狭窄引起的排尿困难。

介入治疗采取的是前列腺动脉栓塞术，也是穿刺右股动脉，引入导管、导丝，只是这一次的导管、导丝进入的是髂内动脉。造影后发现前列腺动脉增粗。我将直径不足 1 毫米的微导管插入前列腺动脉，再次造影证实是增生前列腺的供血动脉后，用 100~300 微米的栓塞微球栓塞该动脉，阻断前列腺的供血动脉和血管床，使前列腺缺血萎缩，一般栓塞后 3~4 天就可以恢复正常排尿。复查造影显示肥大的前列腺染色和供血动脉消失，栓塞效果满意。

借着这次手术我给刘大爷造影复查了左肾动脉的支架，显示肾动脉通畅，无狭窄。

出院后，刘大爷一直定期来我院复查。除血压偏高需要服用一些降压药，还有肝硬化引起血小板降低以外，没有什么大问题了。

## 后记

尽管刘大爷得了一身病，但微创的介入治疗能先后把病治好，并且没有给身体功能和脏器带来创伤。试想，如果刘大爷都采用外科开刀的方法治疗会是什么结果？且不说年纪大又慢性病缠身的刘大爷能不能耐受多次全麻和开刀手术，光是手术本身，都可能造成永久的创伤与损失（如切除脾脏），也可能留下严重并发症，如移植肾动脉狭窄、感染、出血等。血管疾病不可怕，介入技术大多可以治愈。老龄男士的前列腺肥大、排尿费力也不用怕，介入栓塞也能解决。

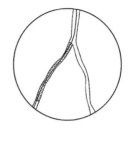

# 双腿冰凉疼痛，她得了 Leriche 综合征

## Leriche 综合征

2020 年 6 月，年近 80 岁的曲奶奶出现了双下肢疼痛、发凉，行走困难。去当地医院看病，医生发现她双下肢冰凉、肌肉有压痛，摸不到双侧足背动脉的搏动，双侧大腿根部的股动脉搏动也很微弱。彩超探查发现双下肢动脉内血流缓慢，但血管壁结构良好。进一步做了腹主动脉和下肢动脉的 CT 血管成像（CTA），结果显示"双侧髂动脉闭塞，腹主动脉下段闭塞，考虑 Leriche 综合征"。考虑到曲奶奶年纪大，病情严重，还有心房颤动，当地医生建议尽快转院治疗。

1948 年，法国外科医生 Leriche 首先报道了腹主动脉末端闭塞引起盆腔和下肢动脉缺血等多种症状的疾病，因而取名叫"Leriche 综合征"。目前，将腹主动脉末端狭窄或闭塞导致盆腔和下肢动脉缺血的症状统称为 Leriche 综合征。随着我国进入老龄化时代，这种病越来越多见，多数是在动脉粥样硬化性血管狭窄的基础上，又继发血栓形成，引起动脉广泛闭塞。

曲奶奶血管疾病的病因是年龄大，髂动脉狭窄，狭窄造成下肢缺血，加上曲奶奶不愿意活动，下肢血流慢，狭窄区逐渐形成血栓，从而使髂动脉完全闭塞；类似下水道远端阻塞后，不断向近端蔓延一样，髂动脉血栓闭塞后，血栓也会向上延伸，从而导致腹主动脉下段也形成血栓。血栓直达腹主动脉的双肾动脉开口水平，由于双肾动脉和肠系膜上动脉血流量大，流速快，除了这个区域不容易形成血栓外，其远端则可能完全血栓闭塞。

髂动脉狭窄，继发狭窄以上的大动脉内大量血栓，动脉狭窄又合并有血栓，该采用什么合适的治疗对策呢？曲奶奶几天前才突然出现下肢发凉和疼痛的症状，发病时间较短，说明很可能是新鲜的急性血栓。若先用球囊扩张或支架置入解除狭窄，很有可能导致大量血栓脱落进入下肢动脉，加剧下肢缺血，甚至引起急性缺血性下肢肌肉坏死。针对曲奶奶的复杂病情，我们制定了先溶解血栓，再开通狭窄动脉的介入治疗方案。

## 导管接触溶栓

入院后第二天我们就给曲奶奶做了"腹主动脉造影 + 双髂动脉球囊扩张 + 置管溶栓术"。因双侧下肢动脉搏动微弱，我们选择经左上肢途径进行介入操作。在左肘关节窝消毒、局麻后，穿刺左上肢肱动脉并置入动脉鞘管。经动脉鞘管引入导管和导丝到腹主动脉闭塞段，血管造影见双肾动脉和肠系膜上动脉通畅，远端腹主动脉和双侧髂动脉闭塞。

导管和导丝两者配合很容易就通过了闭塞的动脉，开通过程如此轻松，基本可以推断导致动脉闭塞的血栓应该比较新鲜、松软。如果是慢性动脉硬化闭塞，陈旧血栓已经机化和钙化，开通过程可能十分费力，甚至开通不成功。新鲜血栓就像淤泥一样，而陈旧血栓就相当于变干涸的淤泥，还混有大量沙砾和石头。新鲜的急性血栓可以采用溶栓药物将其完全溶化，就像淤泥可以被水冲刷干净一样。把导管插入血栓里面，直接经导管向血栓内注射溶栓药物进行溶栓治疗，这叫导管接触溶栓，是最有效也是最安全的溶栓治疗方案。

我们在狭窄较为严重的左髂动脉和腹主动脉血栓段，放置了一根几乎跨越整个血栓的专用溶栓导管。这是一种特殊导管，导管前部有 10~30 厘米长的一段带有许多个微小侧孔，它们像喷雾器一样，可以把溶栓药物经侧孔直接喷洒到血栓内部，发挥高效的溶栓作用。留置好导管，把曲奶奶送回病房后，使用动脉注射泵直接经导管持续注射，进行溶栓治疗。

人们都知道药物治病是双刃剑，既有治疗作用，也有毒副反应。使用溶栓药物治疗是有出血风险的，溶栓药物最常见的毒副反应就是大出血，像曲奶奶这样年纪大的病人出血风险更高。所以，我们没有通过外周静脉输液进行全身用药，而是采用经插入血栓的导管直接注射溶栓的方式，让溶栓药物直接与血管内的血栓接触混合，溶栓药物集中在血栓内，血栓局部的药物浓度大大提高，而全身其他部位的药物浓度极低。这种给药方式既提高了溶栓的效率，又降低了全身出血的风险。

## 髂动脉支架置入术

导管溶栓第二天，曲奶奶双下肢皮肤温度好转，股动脉搏动也强劲有力了，而足背动脉搏动虽然微弱，但已经可以触摸到。通过留置在左手臂的导管复查动脉造影，腹主动脉远端已经完全通畅，双侧髂动脉主干也明显好转，仅部分髂总动脉管腔仍为严重狭窄。继续沿着留置导管交换并引入加硬导丝，分别对双侧髂总动脉进行球囊扩张和支架置入。

支架置入后，再次复查造影，可见腹主动脉通畅、管壁光滑，双侧髂动脉支架膨胀良好，成功解除狭窄，双髂总动脉和髂外动脉恢复血流通畅。

"好像有一股暖流从大腿一直到脚跟。"曲奶奶形象地给我们述说刚才造影的感觉。

术后三天曲奶奶顺利康复出院。快两年了，曲奶奶一直没有来复查，我担心时间长了支架可能会再狭窄。前几天电话随访得知，曲奶奶走路正常，两条腿没有任何不舒服，就没来医院复查。

我还是建议家属要让曲奶奶定期复查，如果有问题可以及时处理，如果没问题就更放心了。家属对我们的关心表示感谢，打算近期带曲奶奶来医院检查，如果有问题就联系我。当然，有问题的可能性不大，希望曲奶奶好好的。


## 后记

Leriche 综合征典型表现为"三联征"：

第一，下肢间歇性跛行或静息痛，就是走路困难，走一段路因为出现臀部或下肢疼痛，非得停下来休息片刻，才能再行走（间歇性跛行）；严重者根本不敢走路，安静休息、睡觉时也出现难以忍受的疼痛（静息痛）。

第二，股动脉搏动减弱或消失，就是摸不到大腿根部动脉的搏动，或者搏动可以摸到但十分微弱。

第三，男性病人出现阳痿或阴茎无法勃起，女性病人出现阴部皮肤坏死；这是由于双侧髂总动脉阻塞，盆腔动脉和阴部动脉缺血引起的，不少病人误以为是男科或妇科的问题而延误诊治。

曲奶奶在动脉狭窄的基础上又出现了血栓，由于慢性狭窄有了较长时间的代偿期，已经在腹壁动脉与股动脉、肠系膜动脉与盆壁动脉之间形成侧支循环，所以只出现了前两条症状，算是幸运的，经过血管介入的及时治疗，目前已经治愈，只需要定期复查就行。

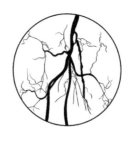

老陶下肢动脉阻塞缺血，静脉也阻塞并淤血了

## 疾病缠身

去年，患糖尿病十多年的老陶双下肢出现麻木、疼痛、水肿和走路困难。CT 血管造影（CTA）显示"双下肢动脉多处重度狭窄和闭塞"，于是转来我们介入科。

询问病情后得知，老陶除了患有糖尿病外，还有高血压、冠心病、糖尿病性肾病。我对老陶的儿子说："你父亲长年的高血压、糖尿病，导致全身动脉硬化，他现在走路困难，是双下肢动脉闭塞，走不了多远就得休息，医学上叫'间歇性跛行'，说明下肢动脉缺血严重，如果任由其发展，会发生'糖尿病足'，足部坏死、坏疽，甚至不得不截肢。他需要尽早介入治疗打开动脉狭窄，恢复下肢供血。"

## 下肢动脉支架置入

积极准备、口服三天双抗（抗血小板凝集药物）后，在局麻下我给老陶进行了 "双下肢动脉球囊扩张成形术＋支架置入术"的介入治疗。在双侧大腿根部消毒、局麻后，穿刺股动脉，插入直径不足 2 毫米的动脉鞘管，建立一个从体外到血管内的操作通路，由这个通路引入各种介入器械。导管和导丝相互配合，先后分别进入到左、右侧髂动脉完成介入操作。

在导丝与导管密切配合下，细心推进，打通左侧髂外动脉和股动脉的闭塞段，这个过程就像疏通堵塞的下水道一样，需要十分小心，既要开通下水道（动脉），又要避免损伤、破坏水管壁（动脉壁）。随后，引入球囊导管依次扩张闭塞段， "挤"出一条通道。再次血管造影显示，动脉血流明显改善，但血管壁不规则，仍然残留程度不一的狭窄区。然后，送入血管支架放在残留的狭窄动脉段，将动脉撑开，保证动脉内腔完全扩张、血流通畅。

采用同样的办法，在右侧髂总动脉送入球囊扩张，放入一枚血管支架。

由于动脉硬化，血管壁结构遭到破坏，只要是长阶段性狭窄病变，通过介入治疗动脉硬化性狭窄或闭塞时都要常规置入内支架。近年也有使用载药球囊单纯扩张治疗局限性短段狭窄的报道。

最后，将导管放在腹主动脉下段进行血管造影，证实双髂动脉、下肢动脉都恢复通畅，手术结束。

## Cockett 综合征

介入后第三天，老陶走路活动后下肢疼痛明显好转，右下肢完全没问题了，但左脚背肿胀加重了，踝关节上方也有些肿胀，用手指一按还会凹陷下去。我想，左腿动脉血流恢复正常，却出现肿胀，很可能是静脉血液回流出毛病了。于是，马上对他进行了下半身和下肢静脉超声检查。

彩超证实了我的推测：髂总动脉横跨于左侧髂总静脉之上，横跨处髂总静脉受动脉压迫狭窄，前后径仅有 4 毫米（正常内径 10~14 毫米）。诊断为 Cockett 综合征。

家属看到结果一脸茫然，问我："这是啥病呀，咋还得了个外国病？"

"这不是什么外国病，我们叫它髂静脉受压综合征，最早是由外国医生 Cockett 提出来，因此而得名。"听完解释，家属放心了。

左髂总静脉被前方的右髂总动脉和后方的腰椎骨挤压在一起，髂静脉前后受压而变狭窄。这是人类从爬行状态进化成直立行走状态发生的结构改变，90% 以上发生在左侧，左髂总静脉狭窄，血流缓慢，容易形成左下肢静脉血栓。因此，大多数病人像老陶一样，左腿容易形成血栓，导致血液回流障碍而出现肿胀。

## 髂静脉支架置入

由于左髂总静脉狭窄，左下肢静脉大块血栓不易脱落，一般不会引起严重的致死性肺动脉栓塞，没必要做下腔静脉滤器，可以直接治疗髂总静脉狭窄。

这次介入手术的入路是右颈内静脉。给老陶的右侧脖子消毒、铺巾，局麻后穿刺右颈内静脉，引入导丝和导管到左侧髂总静脉。血管造影显示，左髂总静脉起始段明显压迫性狭窄，远端血流缓滞，对比剂滞留。更换原有导丝，引入加硬导丝进入股静脉，沿导丝引入直径 10 毫米以上的球囊导管，扩张狭窄段，缓慢充盈球囊使其完全膨胀。然后抽空球囊并撤出体外，再沿导丝送入直径 12 毫米的血管支架，在透视下精确定位并将支架放于狭窄段。复查造影显示，髂静脉血流完全通畅。

术后第二天，老陶左下肢肿胀明显减轻，第三天顺利康复出院。

术后八个多月和一年，老陶均来我院复查了心脏、肾脏和双下肢。双下肢动脉支架和左髂总静脉支架均通畅，双下肢没有不舒服的症状。

后来，老陶没有再来复查，我担心时间长了支架可能会出现狭窄，就打电话随访。老陶儿子心情沉重地告诉我，去年年底老陶在去菜市场的路上突发心梗去世。而之前，老陶走路一直挺好，没有症状。


# 后记

高血压和糖尿病是常见的慢性病，可能几年不治疗也无大碍，但是，拖延上十年八年后如出现全身动脉硬化，往往会引起脑中风、冠心病、肾功能不全和下肢动脉缺血。老陶就是这种情况。虽然通过介入手段成功打通了闭塞的双下肢动脉，但最终因为冠心病失去了生命。他的经历告诉我们，一定要规律服药，控制好高血压、糖尿病、高血脂等慢性病。

Cockett 综合征临床上不少见，左下肢肿胀、深静脉血栓 90% 以上是这种病，只是很多病人和一些医生没有意识到这种病，单纯看成了下肢静脉血栓或者静脉瓣膜功能不全。Cockett综合征合并下肢深静脉血栓，其治疗不是放置下腔静脉滤器，而是放置髂总静脉支架解除狭窄。

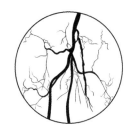

## 可回收血管支架，下腔静脉血栓的克星

### 布 - 加综合征合并下腔静脉血栓

　　七年前，武大叔出现双下肢水肿，小腿皮肤逐渐发黑，肚子也一天天鼓了起来。他的肚皮上还出现了一条条曲张的静脉，就像好多条蚯蚓趴在肚皮上一样。后来，武大叔总觉得双腿酸困，连路都不想走了。

　　家人搀扶着他去当地医院看病，被诊断为"肝硬化、腹水"，医生让他吃中药治疗。一年多前，武大叔的症状加重，开始吐血，还排出黑色大便，颜色就像马路上的柏油一样，医学上叫"柏油样便"。在当地医院经过止血、输血等治疗，病情仍不见好转，医生建议他转来上级医院治疗。

武大叔在我院检查的腹部 CT 显示"肝叶比例失调，肝裂增宽，表面不光整。门脉增粗，食管胃底静脉迂曲扩张，腹壁静脉迂曲扩张。下腔静脉肝内段可见低密度充盈缺损。三支肝静脉闭塞，副肝静脉增粗显影"。

"武大叔的肝硬化是由布-加综合征引起的，是一种混合型的布-加综合征，肝静脉和下腔静脉都闭塞了，下腔静脉里有血栓形成，病变有些复杂。"看完片子后，我告诉家属。

家属一听到病变复杂，立即担心了起来："这是癌症吗，还有救吗？"

"这不是癌症，是血管阻塞性疾病，我们介入能治，放心哈，做个小手术就行了。"

听到我说能治，家属便不再追问，只说："能治就行，我们听你的。"

## 下腔静脉可回收血管支架置入

针对下腔静脉血栓的治疗，我采用的是可回收血管内支架，它的结构类似下腔静脉滤器。可回收血管内支架又叫滤器式支架，既能像滤器一样防止下腔静脉内的血栓脱落，又能发挥支架的功能，挤压血栓并加速血栓碎裂溶解，恢复下腔静脉通畅。

俗话说"流水不腐"，先让下腔静脉内的血液流动起来，血栓在正常的血流冲击下也能自然溶解，因为血栓本身可以出现自溶现象。

我在武大叔的右腿根部消毒、局麻，穿刺右股静脉，引入导管到下腔静脉。血管造影显示下腔静脉闭塞，靠近心房的那段下腔静脉没有血流通过。阻塞段下方的血液出现逆流，经过肾静脉、腰升静脉形成弯弯曲曲的侧支循环，最终才流入上腔静脉。

随后，我更换一根直头多侧孔的导管，引入坚硬的破膜针，在X线透视的密切观察下，小心刺破下腔静脉内导致阻塞的薄膜（即"隔膜"），顺利进入右心房。我们介入科前期对布－加综合征病人下腔静脉阻塞区进行病理研究后发现，下腔静脉闭塞多数是由纤维隔膜引起的，质地较硬。因此，对于下腔静脉开通困难的病人，采用这种"钝性破膜法"才可能成功。

成功开通闭塞段后，更换一根加硬导丝，沿加硬导丝送入直径10毫米的球囊导管到狭窄处进行"预扩张"，挤出一条缝隙，以方便随后送入血管支架；采用小直径球囊进行预扩张，可以避免扩张直径过大，引起下方的血栓脱落，导致致命的肺动脉栓塞。随后，引入直径30毫米，总长108毫米的滤器式支架，并成功放在下腔静脉闭塞段。再次造影，造影显示下腔静脉血流顺畅，侧支循环消失。

## 食管胃底静脉栓塞

武大叔的布－加综合征、下腔静脉与肝静脉阻塞、淤血性肝硬化引起的食管胃底静脉迂曲扩张已经破裂，出现吐血、便血。为了预防使用抗凝剂后再发大出血，手术中同时栓塞了食管胃底曲张的静脉。在右侧腹部局麻后，经皮经肝穿刺门静脉分支，引入导丝和导管到门静脉主干，造影显示门静脉主干及其分支增粗，胃冠状静脉增粗迂曲，向食管胃底延伸，这就是引起武大叔吐血、黑便的病根。

把导管送到扩张的胃冠状静脉内，用带毛的弹簧圈和组织胶成功栓塞。弹簧圈是最常用的栓塞材料，它具有形状记忆功能，使用前是直条形的，在血管内释放后，可以恢复成原来的形状，有的像宝塔，有的像弹簧，仿佛这些弹簧圈都有"前世记忆"一样。弹簧圈上带有纤毛，可以促进凝血，进入血管内便可快速促进血栓形成，从而将曲张血管完全阻塞。

再次造影发现胃冠状静脉已经不再显影，近期武大叔不会再吐血了。后期，随着下腔静脉或肝静脉开通，血流恢复正常，肝脏淤血得到缓解，由淤血引起的肝硬化也可以逐渐得到恢复。这与肝炎引起的肝硬化完全不同，肝炎肝硬化是难以恢复的，但布－加综合征引起的肝硬化可以恢复。

## 可回收血管支架取出

经过抗凝等治疗一周后，武大叔的双下肢水肿逐渐消失了。复查彩超提示血栓已经消失，下腔静脉恢复了通畅。我建议取出可回收内支架，以免支架长期放置在体内，引起下腔静脉再狭窄或闭塞等并发症。

支架取出操作的过程和下腔静脉滤器取出是一样的。常用的可回收血管支架两端都有支架取出钩，通过股静脉和右颈静脉都可以取出。颈部局麻后穿刺颈内静脉，引入导管和导丝到下腔静脉，造影显示下腔静脉内滤器式支架血流顺畅，没有发现血栓。更换长鞘管，经鞘引入抓捕器，抓取支架取出钩，并将支架回收进入长鞘管，顺利取出体外。

术后第三天，武大叔顺利康复出院。

# 后记

布－加综合征是贫穷地区的一种特色病，黄河与淮河下游是高发区，河南省也属于高发区域。面对众多患有布－加综合征的河南乡亲，我们介入科迎难而上，多年以来对布－加综合征的病因学、病理分类和不同种类的介入治疗开展了一系列研究，并取得了多项开创性的技术成果。给武大叔使用的可回收血管支架，介入医学界叫"韩新巍式可回收内支架"，就是我科自主研发的。它是首个应用于人体的静脉支架，是一项国际领先的创新技术。

我前期也做过对比研究，发现可回收血管支架比传统的血管支架具有更高的长期通畅率，临床疗效更好。该项成果发现已在国际期刊上发表。

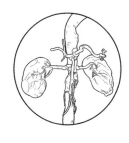

# 胸主动脉瘤、髂动脉瘤、肾囊肿，介入可以打包处理

## 体检意外发现

一个多月前，70多岁的孙大爷在当地医院体检，胸部 CT 意外发现"胸主动脉增宽、增粗，考虑动脉瘤可能"。看到"动脉瘤"三个字，家属顿时紧张了起来，因为动脉瘤被视为"人体炸弹"，随时可能破裂、大出血。何况孙大爷的动脉瘤还不是长在小动脉上，而是发生在人体最大的动脉——主动脉上，万一破裂，后果不可设想。

家属立即带着孙大爷到郑州市某医院就诊，医生开了主动脉全程 CT 血管造影检查，可以显示出整个主动脉，有没有长动脉瘤一目了然。

报告结果显示：

1. 主动脉弓峡部动脉瘤，左侧锁骨下动脉起自瘤体。

2. 右侧髂总动脉瘤。

3. 左肾囊肿。

本来还期盼这个检查或许会排除掉得动脉瘤的可能，没想到还意外发现了其他两个毛病，真是祸不单行。拿到检查报告后，家属终于接受了现实，打算尽快治疗。医生认为孙大爷的胸主动脉瘤已经影响了左侧锁骨下动脉，手术比较复杂，建议到大医院治疗。

"毕教授，胸主动脉瘤你那儿能治疗吗？我爷爷得了这病，需要尽快治疗，你能帮忙吗？"孙大爷的一个孙女听说我是做介入的医生，就联系了我。

我看了片子并了解病人的情况后，告诉她："你爷爷的胸主动脉瘤可以做介入手术，而且他年纪大了，更适合做介入治疗。另外，他的髂动脉瘤和肾囊肿，也都可以做微创的介入治疗，我全打包处理了。"

听了我信心满满的回答，家属当场就决定来我科治疗。

## 外科开放手术

过去，像孙大爷这样的动脉瘤只能外科手术，通过开胸显露胸主动脉，建立体外循环后，切除动脉瘤；然后，用人工血管把主动脉两端缝合起来，恢复血液循环。最后，缝合切口、关胸。髂动脉手术也类似，需要开腹、切除动脉瘤、缝合和关腹这几大步。

外科手术创伤巨大，并发症多，且发生并发症的风险高。其中，最严重的一种并发症是瘫痪。这是由于切除动脉瘤，也很可能同时切除了给脊髓供血的小动脉，从而导致脊髓坏死。

## 动脉瘤腔内隔绝术

1994 年，Dake 首次使用支架型人工血管治疗胸主动脉瘤病人，开创了微创介入治疗的先河。腔内隔绝术的灵感来源于血管外科，也是一种使用人工血管的治疗方法，是将人工血管用金属支架贴到动脉瘤内腔，而不是通过缝合方式。这个思路的转变，大大减小了手术创伤，缩短了手术时间，迎来了主动脉瘤治疗的新时代。

考虑到孙大爷的年纪，以及除了动脉瘤腔内隔绝术，还需要同时治疗胸主动脉瘤和右髂总动脉瘤，全麻方便手术中更好地控制呼吸和血压，为了确保手术顺利，所以手术是在全麻下进行的。

麻醉成功后，穿刺股动脉，引入导管导丝到动脉瘤近端的升主动脉，然后退出导管，换一根更坚硬的加强导丝，沿着这根加强导丝把胸主动脉支架送到动脉瘤处并打开（像撑开伞一样），以遮挡（隔绝）动脉瘤。这样主动脉内的血流就从支架里面流过，而不经过动脉瘤，自然就达到了防止动脉瘤破裂的目的。

由于孙大爷的左锁骨下动脉是从胸主动脉瘤上发出的，如果直接用支架遮挡，会影响脑动脉和左上肢的供血。于是，我在胸主动脉上的左锁骨下动脉开口处打了一个小洞（开窗），然后经左上肢送入一枚支架放在开窗处，就像在大支架上架了个"烟囱"，这样就可以不影响动脉供血了。

采用类似的方法，我用覆膜支架隔绝了右侧髂总动脉瘤。放支架之前，先把右侧的髂内动脉用弹簧圈栓塞住，以免覆膜支架置入后，血液反流进入髂动脉瘤形成内漏。

## 肾囊肿抽吸硬化术

术后第四天，孙大爷基本恢复后，再给他做了左肾囊肿抽吸硬化术。在 DynaCT 的引导下，用细针穿刺到左肾囊肿内，注射少量对比剂后，囊肿显影是巨大的球形囊肿。送入细导丝和引流管到囊肿中，抽吸出部分囊液后，注入无水酒精进行硬化治疗。

无水酒精的浓度高达 99.5%，浓度远高于可饮用的酒和消毒酒精。这么高浓度的无水酒精注入囊肿内，可以破坏囊肿壁的上皮细胞，和酒精消毒可以使细菌蛋白质破坏的原理一样。囊肿壁的上皮细胞可以分泌产生囊液，破坏以后，上皮细胞不再分泌新的囊液，囊肿自然也就不再增大了。

一般硬化后不需要保留引流管，但为了充分破坏囊肿，我给孙大爷保留了三天引流管。其间，多次注射无水酒精，反复硬化，然后持续引流，直至引流干净为止。

## 后记

孙大爷体检意外发现的三大问题中，胸主动脉瘤和髂总动脉瘤都是十分危险的，采用腔内隔绝的介入治疗成功解除了危险；而左肾囊肿采用微创的介入手术也得到了有效治疗。介入治疗以创伤小、恢复快、并发症少的优势为孙大爷这样高龄的病人，提供了新的选择，让不能耐受外科手术的老年病人也可以得到及时救治。

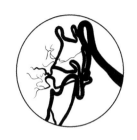

# 本可健康长寿，终因救治太迟无法医治

## 堵不住的心室缺口

早上收到一条微信："毕大夫，我们家小刘自从做过介入手术后的这两年没有咯血了，我想等疫情好转后去复查，不知道目前这种病有没有更好的治疗？麻烦你告知一下。"

看了微信名称"室缺母亲"，我想起来了，她说的"这种病"指的是室间隔缺损，这种病采用介入手术封堵即可把缺口堵上。封堵采用的是心脏专用的封堵伞，就像两把头顶头张开的伞。通过穿刺股静脉，导管导丝通过室间隔缺口建立一个操作轨道，送入压缩的封堵伞到缺口处。封堵伞释放后，两边的伞挡在室间隔两边，而中间连接部会卡在缺口处，牢牢地拉紧两侧的伞，从而达到封堵缺口的效果。

只可惜为时已晚，小刘就诊时室间隔缺损已经引起了严重的肺动脉高压。平均肺动脉压力大于 25 mmHg 即为肺动脉高压，而小刘的肺动脉压竟高达 119 mmHg，高于外周动脉血压，是重度肺动脉高压。彩超提示艾森曼格综合征，即室间隔缺口成为暂时缓解肺动脉高压的血流出口，不可封堵，失去治疗的机会了。

## 艾森曼格综合征

我耐心向小刘母亲解释："你想想看，我们的心脏是左心室的肌肉要厚一点，因为左心室需要更大的收缩力量，向全身供应血液。室间隔缺损的早期（婴儿与儿童时期），左心室的压力比右心室大，血液是从左心室经缺损向右心室分流的。现在出现重度肺动脉高压和艾森曼格综合征，则反过来是从右心室向左心室分流了。"

艾森曼格综合征又叫肺动脉高压性右向左分流综合征，是多种可以在早期完全根治的左向右分流的简单性先天性心脏病（如房间隔缺损、室间隔缺损、动脉导管未闭等），没能及时治疗而发展到晚期的表现。小刘的室间隔缺损没有及时进行外科修补或介入封堵，由于缺损和分流长期存在，逐渐导致肺动脉高压，当肺动脉高压达到一定程度后，右心室的压力超过左心室，就使病变之初的左向右分流变成后期的右向左分流。此时，大量的没有经过肺部循环、没有吸收氧气的静脉血进入左心室，并流向全身，从而造成全身缺氧，皮肤黏膜出现青紫和发绀，还会导致脑缺氧、心脏缺氧和猝死等严重后果。

艾森曼格综合征并不是一个独立疾病，是室间隔缺损、房间隔缺损、动脉导管未闭等先天性心脏病发展到晚期的表现，已经是手术修补或介入封堵的禁忌证。

## 大咯血急诊入院

两年前，不到 20 岁的小刘因为大咯血来到我院急诊看病。他入院的三周前开始出现咯血，当时是少量的暗黑色血，到当地医院开了止血和消炎的口服药就回家了，但药物治疗效果不佳。九天前再次咯血，那次咯血量大约有 300 多毫升，而且是鲜红色的血，紧急到当地医院就诊并接受了药物止血治疗，但治疗效果差。10 多个小时前，再次咯出 200 多毫升的鲜红色血，病情危重，直接来到我院就诊。

我院胸部 CT 显示"双肺云雾样病变，右肺下叶显著"。小刘入院后仍然咯血不止，存在失血性休克，或者血块突然堵塞气道，引起窒息，甚至死亡的风险。

## 支气管动脉栓塞术

入院的当天晚上9点，我们就给小刘做了急诊介入手术——支气管动脉栓塞术。在小刘的右大腿根部消毒，局部麻醉后，穿刺右股动脉，引入一根特殊形状的导管到胸主动脉内进行"地毯式搜索"，寻找支气管动脉和肋间动脉等可能引起出血的动脉。动脉造影发现双侧支气管动脉明显增粗、迂曲，分支增多，粗细不均，形态紊乱，这就是导致咯血的异常血管团。

采用直径几百微米的颗粒栓塞剂栓塞后，再次复查造影，异常血管团消失，效果满意。

韩主任认为，咯血的本质是肺部畸形血管团破裂，只有栓塞住畸形血管团才能有效止血，否则，咯血会反复，可能得不到根治。即使胸部CT没有异常发现的大咯血病人，也应该做动脉造影，以检查异常血管团，一旦发现，应该立即栓塞，避免再次大咯血造成严重危害。

以前治疗大咯血采用的是外科切除肺叶治疗，手术创伤大，有的病人无法定位具体是哪个肺叶出血，手术便无从下手。介入栓塞可以通过造影，很全面地搜索并找到异常血管，定位准确，而且造影和栓塞可以一台手术完成，手术创伤小，止血效果立竿见影，并发症少，恢复快，已经成为大咯血的首选治疗方案。

介入栓塞术后小刘就不再咯血了，给小刘进行降肺动脉压力、祛痰和解痉等对症治疗，三天后出院。

# 后记

小刘得了"不治之症"，令人十分惋惜，毕竟他是如此年轻。之所以加了双引号，是因为我想强调，室间隔缺损本不是治不了的绝症，采用微创的介入手术可以完全治好，前提是需要早点就医，避免发展到重度肺动脉高压的地步。若想救治小刘的命，只有进行心肺联合移植，大家都知道，这是天价花费，还要等待有人捐献健康的心脏与肺。

有些人不愿意来医院，认为医院不是"好地方"，其实这是很容易理解的，毕竟，谁也不希望得病。但是，得了病，医院几乎是唯一可以实现康复的地方。讳疾忌医，逃避面对，终究解决不了病痛，反而可能会带来严重后果，付出沉重的代价。

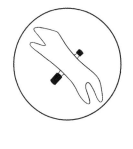

# 她心房的那个缺口，被我堵上了

## 她心中的缺口

曾经，有个朋友失恋后说过，男友离开后，她的心中始终有一个缺口，再多的思念也填不满……我和她开玩笑说："你来找我介入治疗一下吧，我可以堵住你心中的那个缺口，不管缺口长在心房，还是心室。"她被我逗笑了，心情也好了起来。

同样心情变好的还有郭大姐，她倒不是被我安慰好的，而是我真的用介入技术治疗好的。两年多前，郭大姐稍微活动后就气喘吁吁，还出现双下肢水肿和口唇发绀，当地医院诊断为肺动脉高压。口服阿司匹林、美托洛尔、氨氯地平、呋塞米等七八种药，没有一点效果，来到我院才发现有个心房缺口——房间隔缺损。

房间隔缺损属于先天性心脏病，是在娘胎里就形成的心脏发育畸形，俗话叫"胎里带"疾病。心脏左右各有一个心房和一个心室，心房之间有完整的房间隔将其分隔成左右两个独立的心房腔。房间隔缺损时，两个心房相互交通，心房内的血液相互来往形成分流，会加重心脏负担，久而久之可导致心脏损害，甚至致人死亡。

先天性心脏病需要在儿童或青少年时期尽早治疗，房间隔缺损最晚的治疗年龄是 20 多岁。郭大姐在读中学时即发现有心脏病，但因为没有明显症状，家里经济困难，还担心胸部留下瘢痕没有及时手术；20 多岁时郭大姐剧烈活动后会出现心慌，但因为结婚、生孩子，为了家庭，把自己的病一直拖到今天，几乎到了要命的地步。

## 棘手的房间隔缺损

郭大姐今年 40 多岁，是两个孩子的妈妈。房间隔缺损出现肺动脉高压和发绀是疾病的晚期表现，基本到了不治之症的地步。像郭大姐这样得了房间隔缺损，还能够活到 40 多岁的不多见。她已经跑了多个城市的大医院，心脏外科医生看到她的检查结果，都是摇头说："你这个病早些手术修补缺损完全可以根治，怎么会拖到今天？"

是呀，怎么会拖到今天？她流着后悔的泪水，她的父母感到惭愧，丈夫也充满自责。

房间隔缺损在儿童和青少年时期，血液从左心房经过缺损流入右心房，损伤心脏和肺动脉，一般 20 多岁就会导致肺动脉高压和右心室、右心房肥大。一旦出现右心肥大和顽固性肺动脉高压，血液变为从右心房反流入左心房，此时房间隔缺损就成为暂时的保命通道。

堵与不堵左右为难，怎么办？若不尽快修补缺损，心脏损伤和肺动脉高压继续加重，最多一年半载就会失去生命；若修补缺损，如果肺动脉高压和右心损伤严重不能耐受，手术台上就会致命。一条人命、一个家庭，莫大的风险，谁来承担？

几乎各大医院的心脏科医生都告诉她没有好办法，后来有省内专家推荐她到郑大一附院介入科找韩主任试试。

房间隔缺损修补有两种方法。传统方法是全麻、体外循环下开胸切开心脏用补片缝合，但是一旦心脏耐受不了，修补来不及拆除可能就会出现意外。新的方法是介入封堵，局麻下送入封堵伞封堵缺损，封堵后测试 30~60 分钟。如果心脏不能耐受，可以及时收回封堵伞，立即中断治疗；如果心脏耐受良好则释放封堵伞，成功治疗。

韩主任一直倡导，即便病人只有一线希望，我们也应该尽最大的努力。我们介入愿意冒险为病人尝试，让病人和家属做一次选择，争取那一线希望。"你们放心治疗，什么结果我们都接受。"郭大姐的丈夫和父母态度坚决，观点一致。

## 房间隔缺损封堵术

有了家属的理解和支持，我们尽快给郭大姐安排了介入封堵术。在右大腿根部消毒、局麻后穿刺右股静脉，引入导管依次经下腔静脉→右心房→房间隔缺损→左心房到左上肺静脉内，造影证实后，更换加硬导丝，送入输送封堵伞的大鞘管。心脏彩超在床边协助监测导管位置和心脏功能变化。

房间隔封堵伞处于压缩状态，送到缺口处后释放，展开后就像两个蘑菇，类似蘑菇菌盖的伞挡在房间隔两边，而菌柄就充当中间连接部牢牢地卡在缺损处。

将封堵伞送到郭大姐的房间隔缺损的左房侧，释放、回拉、固定，彩超协助判断定位无误后展开封堵伞将缺损完全封堵。我们目不转睛地盯着监护仪器上心率、血压、血氧等心肺功能指标的变化，介入手术室安静而又紧张，30分钟过去了，各项指标均没有恶化，反而出现轻度好转。郭大姐自己没有不舒服的感觉，一般情况稳定，能够耐受房间隔缺损的封堵。我们终于松了一口气，于是解脱封堵伞，撤出输送鞘管，介入治疗成功。

房间隔封堵术后第三天复查彩超显示："封堵器位置正常，心房水平残余少量分流，三尖瓣轻度关闭不全，中度肺动脉高压，右室、左房增大。"达到预期介入封堵效果。

术后第四天郭大姐下肢肿胀减轻，能够正常活动，顺利出院。我叮嘱她要定期复查，三个月左右复查心脏彩超。

## 后记

心脏封堵伞也叫心脏封堵器，可以在体内长期存留。心脏封堵伞一般不会发生脱落，因为置入心脏后，人体组织会向封堵伞攀爬，覆盖在它的表面，最终将其完全包住。对于年轻病人，虽然心脏会随着年龄长大，但是封堵伞也不会脱落，因为其已与心脏组织融为一体。像郭大姐这样的高风险介入手术，韩主任都是亲自上台，精细操作，质量把关，还现场观察病情变化，对生命体征的变化进行准确判断，以确保万无一失。给予我们年轻介入人十分专业的指导，既确保介入技术的传承，又保障病人手术安全，让病人顺利康复出院。期盼更多的家属和医生，重视该病的普查，及时治疗。对于病重者，也不要轻易放弃，哪怕只有一线希望。

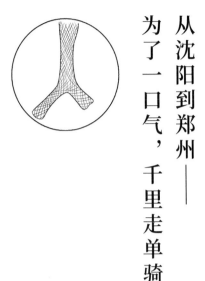

# 从沈阳到郑州——为了一口气，千里走单骑

## 苦尽甘来

今天从沈阳来我科看病的赵大爷顺利出院了。在回沈阳的路上，赵大爷的女儿赵姐发了一条朋友圈："终于踏上回家的路，求医的道路坎坷。幸运的是，爸爸遇到了两位贵人：毕老师、邵老师。毕老师医术高超，用介入这门新技术解决了老爸的痛苦，郑大一附院的医护人员热情、有耐心，使异地求医的我们感受到了温暖，相信爸爸一定会好起来的！"

得到赵姐的感激与认可，我感到十分欣慰。一个女人带着重病的父亲，从沈阳到郑州，千里奔波，即便不说，也不难想象赵姐所面对的困难与压力。今天终于顺利出院，当她踏上回家的高铁，想必内心充满了苦尽甘来、拨云见日的喜悦。


## 命悬一线

10个多月前，70多岁的赵大爷因为咳嗽、憋气和呼吸困难，前往中国医科大学附属第一医院，经检查被诊断为晚期肺癌。尽管进行了放疗和化疗，但是依然没能阻挡肺癌恶化。扩散的肿瘤和转移的淋巴结压迫气道，导致了严重的气道狭窄。气道是呼吸的气体进出的通路，气道狭窄的典型症状就是出不来气、呼吸困难。由于没有合适型号的气道支架，当地医院的邵老师建议赵大爷前往郑州大学第一附属医院介入科治疗，并派出了医院的救护车千里护送赵大爷。

气道狭窄的病人随时可能发生危险，病人出发前，韩主任反复叮嘱一定要备好途中急救药，要做好应急措施，并在病房提前为赵大爷预留好了床位。

本来预计开车15小时左右即可抵达郑州，可计划赶不上变化。出发当晚郑州发布大雾红色预警："郑州市区将出现能见度小于50米的雾，请注意防范。" 汽车快到北京市区时因大雾封路，寸步难行！俗话说"人活一口气"，严重气道狭窄的赵大爷呼吸十分困难，黏稠的痰液排不出来，随时可能因为一口无法咳出的痰堵塞严重狭窄的气道，导致窒息、死亡。

更令我担心和着急的是，赵大爷的症状在逐渐加重！救护车排在拥堵车辆的长龙之中，像蜗牛一样缓慢前行，赵大爷费力地喘着一口口粗气，随时可能缺氧、窒息、憋死，这样的场景是我最怕看到的。

我果断地告诉赵姐："赶紧改坐高铁过来！"

"我们现在离北京西站近，到了车站马上坐高铁，下车再呼叫120救护车到医院！"赵姐也很果断。

万幸的是，次日下午两点多赵大爷终于顺利抵达郑州东站！我院派出的救护车早已在车站待命，顺利完成生死接力。我见到赵大爷时，他半躺在急救平车上，双眼紧闭，面容憔悴，双手扶着平车挡板，任凭护士扎针。

我站在他身旁，不用听诊器就能听到明显的"吼吼"痰鸣音。我嘱咐抢救室立即给赵大爷用上大剂量激素，以暂时缓解呼吸困难症状。

# 放置气道支架

赵大爷气管和左右主支气管都出现了重度狭窄，需要放置"Y"型气道支架。"Y"型气道支架因其形状像倒写的"Y"而得名，这是郑大一附院介入科发明的特色支架。与普通的管状支架相比，"Y"型结构复杂，带有分支，放置难度高，手术风险也大。

考虑到赵大爷长途跋涉而来，十分疲惫、虚弱，当天没有马上手术。虽然那天是周日，而且我不值班，但也没敢回家，而是在医院随时待命，这样万一出现紧急状况，我可以随时为他做急诊介入、气道内支架置入。

星期一上午，我早早就进入介入手术室做准备。因为"Y"型气道支架置入术风险高，科主任特意安排两位教授和我三人同台，以确保介入手术万无一失。介入操作不用开刀，导管和导丝是从赵大爷的口腔插入的，使用的是两根不到 1 毫米粗的导丝。介入过程十分顺利，放进去的气道支架即刻完全膨胀了起来，撑开了被肿瘤压迫狭窄的气管和主支气管，赵大爷的呼吸困难很快得以缓解，效果立竿见影，赵大爷脸上也见到了久违的笑容。

## 动脉化疗栓塞

"赵姐，赵大爷的呼吸问题主要是肺癌造成的，虽然现在气道狭窄的问题解决了，但是如果控制不住肿瘤进展，以后可能还会出现新的狭窄，或者出现支架堵塞。我们可以给赵大爷做肿瘤局部动脉化疗栓塞术，治疗肺癌这个病根。"查房时我告诉赵姐，呼吸困难要从源头上解决才行。

肺癌的动脉化疗栓塞术与肝癌化疗栓塞术类似，是局麻下从大腿根的股动脉穿刺插入一根细导管，导管一直插到给肺癌供血的支气管动脉。随后将化疗药物直接灌注到肿瘤内，既提高了化疗药物的抗癌作用，又大大降低了静脉输注化疗药物带来的全身副作用。

灌注结束后，用颗粒栓塞剂堵塞肿瘤的供血动脉，被栓塞剂阻断血液供应的肿瘤会出现缺血、坏死。我们所使用的栓塞剂很小，直径只有几百微米，可以充分栓塞肿瘤内的毛细血管，让肿瘤不容易形成新的侧支动脉。因此，可以让肿瘤坏死得更为彻底。

手术后赵大爷没有任何不舒服的副作用。

# 后记

在介入技术出现以前，像赵大爷这样的病人只能被气道阻塞活活地闷死，病人、家属、医生对此既无奈也很痛苦。随着医学的发展，介入手术能够治疗的疾病会越来越广，会让更多的病人受益。

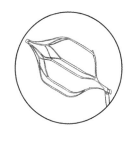

# 突发胸痛、呼吸困难——致命的肺栓塞

## 胸痛、呼吸困难

一个月前，50多岁的老魏突然出现胸痛、呼吸困难，紧急送到镇卫生院，医生考虑"肠梗阻"，建议转到上级医院。在市人民医院就诊时老魏开始出现发烧，体温升到38.1℃，胸部CT可见"右肺炎症及胸膜增厚"，对症支持治疗后没有好转。家属十分着急，直接来到我院急诊科。

询问病史得知，老魏两个月前左腿外伤引起膝关节脱位，做了复位手术后，一直卧床休息，一个月没有下床活动。急诊科医生怀疑老魏呼吸困难"肺栓塞的可能性很大"，于是让老魏急诊做了肺动脉 CTA 检查，报告果然提示："左下肺及右中、下肺动脉内栓子形成，左上肺动脉分支栓子"。再进一步检查双下肢静脉彩超，结果发现："左侧股静脉、静脉、胫后静脉、小腿肌间静脉广泛血栓形成"。下肢深静脉血栓形成就是引起肺栓塞的病因。明确诊断后老魏转入我们科进行介入治疗。

## 致命的肺栓塞

肺栓塞是指肺动脉被血块（血栓）等各种栓子阻塞。最为常见的原因就是下肢静脉形成血栓，血栓脱落，顺着血流栓塞了肺动脉及其分支。医学上，把下肢深静脉血栓形成和肺动脉栓塞症统称为静脉血栓栓塞症。也就是说下肢静脉血栓和肺栓塞是同一种疾病的两个不同阶段的临床表现，就像"小蝌蚪找妈妈"故事的两主人公，小时候的蝌蚪（下肢深静脉血栓形成）和成年的青蛙（肺动脉栓塞症）本质是一样的，只是处在不同的生长阶段而已。

急性肺栓塞可能导致肺循环和呼吸功能障碍，如果栓塞了肺动脉的主干，极可能发生急性心功能衰竭，病人可能会立即出现低血压休克、心脏骤停，甚至突然死亡（猝死）。大约有五分之一的病人一发病就没命了，而五分之二的病人会在发病后的三个月内最终死亡，可见该病后果十分严重。老魏是幸运的，他不是那致命的五分之一。下肢静脉血栓脱落引起的肺栓塞占住院病人突发猝死的第一位，它还有几个特有的"社会名称"：

*经济舱综合征。比如从美国飞到亚洲或者非洲都要飞行10多个小时以上。飞机上有吃有喝，能听音乐，看电影，坐国际航班经济舱的乘客，除了上厕所，往往一直坐着不活动，下肢静脉回流缓慢，出现淤血，容易导致血栓形成。飞机安全着陆后，急于出机场与亲人相聚，突然起身或者下飞机一路小跑，下肢静脉的血栓很可能脱落导致肺栓塞，而突发一头栽倒，不省人事，甚至可能猝死。

*网吧综合征。年轻人上网成瘾，一坐几个昼夜，不吃、不喝、不动，身体缺水，血液变得黏稠，而且久坐不动，下肢静脉淤血，这两个有害因素都很容易引起静脉血栓形成。此时，如果突然站起来或走路活动，下肢静脉血栓脱落引起肺栓塞，就有可能出现一头栽倒、猝死在网吧里。

*打麻将综合征。长时间坐着打麻将不活动，下肢静脉淤血，打麻将时往往顾不上喝水，或者担心老上厕所影响"手气"，人体出现缺水，让中老年人的血液更加黏稠，容易形成深静脉栓塞。如果"胡了"或者输急眼了，过于激动突然起身，很可能导致血栓脱落而引起肺栓塞，一头栽倒，猝死在麻将室里。

下肢静脉血栓脱落，引起致命的肺栓塞，真的像极了阎王殿里的勾命鬼，瞬间便要了人命！

## 下腔静脉过滤器置入

老魏转入我科后，为了防止肺栓塞复发和加重，我立即给他做了急诊介入手术。颈部消毒、局麻后，穿刺右颈内静脉，送入导管和导丝到下腔静脉远端。造影显示下腔静脉和双肾静脉开口，以便确定下腔静脉滤器置入的位置。一般滤器放在肾静脉开口下方，拦截从下肢静脉脱落而来的血栓。沿导丝送入滤器输送鞘，再经输送鞘送入滤器，准确定位后释放滤器。

滤器就像撑开的伞一样挡在下腔静脉，用于拦截可能脱落的静脉血栓。确切地说，滤器更像展开一半的伞骨，因为它没有伞面。与雨伞用于遮雨不同，滤器是为了拦住直径 3 毫米以上的大块血栓，以避免危及生命的肺动脉主干栓塞，同时还尽可能不影响下腔静脉内的血液正常流动。

临床上，我们会告诉家属，置入滤器的目的是降低致命性肺栓塞发生的可能性，但小的血栓还是可能脱落，仍然可能引起肺栓塞。像渔网一样，能拦得住大鱼，但挡不住小鱼、小虾和泥沙。

## 搅拌溶栓或抽栓术

利用介入技术将猪尾巴导管送到肺动脉内，造影可见老魏的右肺下动脉有一大块缺失，就像残缺的月亮一样，医学上叫"充盈缺损"，这就是脱落而来的静脉血栓。我把猪尾巴导管送到血栓处，在导丝的配合下，反复搅拌，一边搅拌一边注射溶栓药物——尿激酶。

这种搅拌溶栓技术是我们介入科发明的特色溶栓技术，借鉴了日常生活中的搅拌原理，通过前后、左右来回搅拌，顺时针、逆时针交替搅拌，把大块的血栓搅碎、溶解，尽快恢复肺动脉主干的正常血流。大块血栓就像庞大的敌军一样，被我军穿插包围成一个个小分队，最终被各个击溃、消灭。再次进行肺动脉造影可以看到血栓几乎完全溶解，再看老魏，呼吸顺畅，血氧饱和度和心率都基本恢复了正常。

另外，对于大块的主干肺动脉栓子，也可以采用鞘管抽吸法直接取出。通过引入一根较粗的鞘管到血栓部位，再用 50 毫升的大注射器负压抽吸，就像用吸管吸出奶茶中的珍珠和椰果一样，可以把血栓抽出，效果立竿见影。

## 留置导管接触溶栓

随后，我把导管送到左侧股静脉造影，也发现了大量的充盈缺损影，血液滞留不动，交换送入溶栓导管到血栓内。将老魏送回病房后，就可以经留置的导管直接注射溶栓药物到血栓中进行溶栓。介入治疗的导管溶栓称为导管接触溶栓，药物直接进入血栓，提高溶栓效率，降低出血风险。

传统静脉溶栓是采用静脉输液的全身用药方式，试图将溶栓药物通过全身静脉循环到下肢静脉血栓，或者通过足背静脉输液。由于血栓段静脉的血液已经不流动，药物难以进入血栓部位，溶栓效果不太理想。而且，全身溶栓有极大的出血风险，严重者可出现消化道出血，甚至脑出血，后果十分严重。

一台介入手术就给老魏完成了以上三种治疗操作。

## 下腔静脉滤器取出

导管接触溶栓治疗三四天后，老魏下肢肿胀消失，走路正常。彩超显示左股静脉和其他静脉内血栓消失，仅小腿的肌间静脉内残留少量血栓，直径都在 3 毫米以下，后续加强下肢活动，配合口服抗凝药物 1 ~ 3 个月就行。

于是，我接下来准备取出滤器，以避免长期留置带来的各种并发症。和置入滤器的操作类似，经右颈内静脉交换导丝导管，引入滤器抓捕器，成功抓住并取出滤器。就像收伞一样，把滤器收入鞘管内，拉出体外。

## 后记

急性肺栓塞是致命的，防大于治。预防肺栓塞主要是预防下肢静脉血栓形成，避免久坐、久站。一旦出现下肢深静脉血栓和肺栓塞，一定要保持卧床，不可活动下肢，避免下肢静脉血栓脱落引起或加重肺栓塞，危及生命。同时，第一时间就医，通过下腔静脉滤器置入、导管接触溶栓、搅拌溶栓和机械抽栓等多种介入治疗手段，不仅可以挽救生命，还可以在最短时间内完全康复。

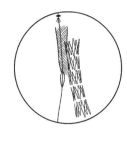

气管瘘合并狭窄——
生与死的选择

## 老许出院了

"恩人，我准备去你那里复查，请你安排好。" 2019 年 12 月初，老许和我联系预约住院。

然而，住院一周后，老许就要求出院了，我没有丝毫的喜悦。这个口口声声叫我"恩人"的晚期食管癌病人，在他最需要减轻痛苦，在我竭尽全力帮助他的时候选择了放弃，无论我怎么劝说……

"毕医生，你好！这次不好意思让你为难了，我实在太虚弱，不想折腾了，我不会忘记你的。"老许出院后给我发了条微信。

"你这种状况还是可以做介入手术的，有不少人比你的状况还差，都成功放置了支架。你这样回去，病情只有加重，也很难受。支架不用担心，暂时给你留着，需要的时候再过来。"我希望他能回来治疗，减轻痛苦，只可惜他再也没有回来。

## 食管气管瘘

两年前，50多岁的老许出现吞咽困难、吃不下饭。大家都觉得北京是皇城，那里有全国最好的医院，出现身体不适的老许也不例外，星夜兼程去了北京。在北京做了胃镜、取了活检，确诊为"食管中段鳞癌"。更糟糕的是，PET-CT检查提示"上纵隔、锁骨下淋巴结转移"，肿瘤已经扩散到周边淋巴结，无法手术切除。老许只得做了放疗，配合化疗，吞咽不畅的情况明显改善。

化疗是一个分阶段进行的长期治疗过程，老许回到了河南老家的医院，在老家先后做了几个周期的化疗和靶向治疗。一年多前，老许再次出现吞咽困难，当地医院给他放置了食管支架。

七个月前，老许一吃饭、喝水，就出现呛咳，当地医院食管造影诊断为"食管气管瘘"。在前面的文章"一枚小硬币，竟让三岁男娃在ICU躺了三个月"里，我们讲了食管瘘。那个三岁男娃的食管瘘与胸腔连通，脓液流进了胸腔，而老许的食管瘘却与气管连通，吃的饭、喝的水经过食管瘘时流入了气管。与我们吃饭时说话造成的呛咳类似，但是严重得多，食管气管瘘不仅会引起呛咳，还会导致肺部严重感染。

为了避免呛咳，降低感染风险，当地医生叮嘱老许不能再经口吃饭、喝水了，并从鼻腔给他放置了一根胃营养管，每天往营养管内注射粉碎的食物和水，补充营养。

这种方法虽然解决了营养问题，但老许还是不时地呛咳，尤其是晚上睡觉的时候，呛咳严重。这是因为睡觉时口腔会不由自主地分泌唾液、咽下唾液，唾液经瘘口流入气管，引起剧烈呛咳。

两个月前，老许几经辗转来到我们介入科，希望能帮助他恢复正常吃饭，止住呛咳。查阅老许以往的病历后发现，他的瘘口距离食管支架很近。此时，有两种方法可以帮助老许：一是放置一个带膜的食管支架，遮挡瘘口，弊端是带膜的支架位置会比较高，距离咽喉近，病人可能会无法耐受。二是放置覆膜气道支架，好处是支架可放置的空间充足，位置良好，病人耐受性好。

我和老许探讨了这两种方案，老许愿意接受第二种方案。手术成功地堵住了瘘口。术后当天，恢复正常吃饭和喝水的老许对我分外感激，此后，一直把我叫作"恩人"。

## 气管支气管狭窄

老许出院一个多月后，出现了咳痰困难和呼吸困难，他无法平躺休息、睡觉，再次来找我看病。

这次胸部 CT 检查发现食管癌又进展了，侵犯了气管和两侧主支气管，而且当地医院放置的食管支架也压迫了气管，导致气管严重狭窄，痰液排不出来；痰液滞留在本就狭窄的气管上，影响气体进出，加重了呼吸困难。

老许的痰鸣音就像是生命的口哨，远远地就能听见。幸好，他的痰液还不太黏稠，否则很可能出现堵塞气道，突然窒息，甚至死亡，这种情况在临床上并不少见。

我们经常在电视上看到晚期肝癌病人疼痛难忍，用手按压、用桌子角顶住肝脏。晚期食管癌病人的痛苦也是非常难忍的，他们每一口呼吸都异常费力，无法平躺，为了让呼吸顺畅那么一点点，只能坐着或靠在床头……这种犹如溺水的痛苦，是常人难以想象的。

以往，对于老许这种情况只能采取吸氧等对症治疗，但是这种程度的疾病，吸氧的安慰作用可能大于治疗作用。现在，有了新的技术——气道支架。这类气道支架还有另一个响亮的名字"韩新巍式支架"。熟悉医学的人都知道，以外国人命名的医疗用品很多，以中国人命名的此属首次，这不仅是发明者韩新巍教授的荣誉，也是我国介入医学界的骄傲。

"老许的情况比较复杂，不只是单一的气管狭窄，而是气管和两侧主支气管都狭窄，因而需要同时在气管和两侧主支气管内都放置支架。"我对家属说。

"难道要放置三个支架吗？"家属有些不解地问。

"完全不用，一个'倒 Y 型'支架足矣。但是每一个病人的气管结构不同，这种支架需要定制。"征得家属同意后，我把测量的尺寸发给厂家，定制生产。

## 老许放弃了

然而，当厂家把定制好的支架送过来，我准备给老许安排手术时，老许却以身体承受不了为由拒绝了放置支架。这让我多少有点失望，但是我也能理解老许的选择。每一个病人都有选择治疗或者不治疗的权利，忍受痛苦、放弃治疗，难言之隐只有他知……作为医生，尽管有时不认同，但除了惋惜，只能尽量理解、尊重病人的选择。

作为医生，我仍需尽到本分，我叮嘱老许如果想通了可以再来住院，支架给他留着。


## 后记

老许治病求医三年来，已是半个医生，对自己的情况了如指掌，满怀希望而来，抱憾而归，个中辛酸、纠结、挣扎、无奈，不是我轻易可以揣测的。作为医生，我非常希望能够帮助他缓解痛苦，有质量地度过余下的时日。

有时，一人独处时，我也会反问自己，如果我是老许，我会怎么选择？无数次拷问自己的内心，依然没有一个答案。但是不管怎样，作为医生，我们都应该牢记"有时是治愈，常常是帮助，总是去安慰"。但也期盼医疗器械早日国产化、高端化、便宜些，让更多的病人与家属能够承受。

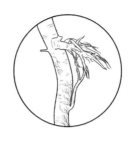

肺隔离症的老乡
选择了介入治疗

## 虚惊一场

2020 年底，我的安徽黄山老乡老李来郑州找我看病。他两个月前出现左侧胸背部疼痛，还有种酸困感。这样的不舒服症状有时候轻，不容易察觉；有时候重，对工作和生活造成了影响。老李心里很忐忑："我该不会得了什么怪病，不会得肿瘤了吧。"

当地医院胸部 CT 检查诊断为"左下肺肿块伴炎症"。50 多岁的老李看到"肺肿块"，心顿时揪了起来："我不会得肺癌了吧。"

庆幸的是，最后确诊是"肺隔离症"，不是肺癌，作为家庭顶梁柱的老李松了一口气，可下一个烦心事接踵而来——当地医生让他做开胸手术，把肿块切除掉。"做外科手术就要把胸腔打开"，老李看看自己的胸腔，心里七上八下，里面装着心脏呢，万一伤到就坏了。

"去郑州找博士老乡，省城大医院办法总会多一些。"做了决定，老李直奔高铁站。

## 肺隔离症

坦白地说，老李是我治疗的第一例肺隔离症病人，好在我们介入科的教授们都有治疗经验。

老李一见到我便好奇地问："这到底是什么病，很多医生从来没听说过呀。"

我告诉他，肺隔离症比较罕见，一千个人中间也见不到几个，可谓"千里挑一"，它还有个别名叫"支气管隔离症"。肺隔离症病人往往去呼吸内科或者胸外科等科室看病，很少会来到介入科就诊。

我也如实告诉他："您是我见到的第一个肺隔离症病人。"还开玩笑地说："治这病我也没什么经验，万一治不好，您可别怪老乡呀。"

老李笑了笑，我进一步解释说："这是一种肺先天性的发育异常，是由于在娘胎里发育过程中，一部分的肺组织和正常的肺组织分离而形成的，左下肺多见。"

老李的肿块就长在左下肺，它的形状还真像"肺癌"。正常肺组织是用来呼吸的，而这部分隔离出去的肺组织没有正常肺的功能，但还需要人体动脉供应血液、提供营养。除了一少部分病人没有症状以外，大概三分之二的病人可能因为反复感染，而出现咳嗽、咳痰，甚至咯血。

我看老李一脸茫然，于是给他打了个比方："这就像俺们村里头好吃懒做的老王，只知道吃好喝好，就是不肯出力干农活。更过分的是，它还时不时搞破坏，十分可恨。"

临床上，肺隔离症容易误诊为肺癌、肺结核、肺脓肿等，甚至一大半的病人都出现过误诊，外科切下来做了病理才确诊。肺隔离症的诊断主要依靠 CT 血管造影和磁共振血管成像检查，通过 CT 或者磁共振检查把胸部的动脉显示出来，如果能发现肺肿块有异常动脉供血就可以确诊。胸部主动脉会发出许多正常动脉，比如，沿着肋骨走行的肋间动脉、供应肺组织的支气管动脉等，除这些正常的动脉以外，如果能找到一个多出的动脉向肺肿块供血就是这个病了。老李就是做了胸部 CT 血管造影检查后，发现了一根异常动脉直接从主动脉发出，并向左下肺肿块供血而诊断出来的。

## 动脉栓塞术

老李听了半天，似懂非懂："只要不是肺癌我们家就不会天塌下来，接下来我就交给你了，把我治好就行，听你的。"

我进一步给老李解释："这个病内科一般采用对症治疗。如果出现肺炎，就用抗感染、止咳、化痰的药；如果咯血，就用止血药等保守治疗。但是由于隔离肺是感染、咯血的病根，内科只能'治标不治本'，不能把肿块消灭掉，因此病情容易复发，反复出现肺部感染、咯血。外科采用开放手术或腔镜手术切除隔离肺，可以彻底铲除病根，但创伤不小，发生并发症的风险大。"

我给老李选择的是一种介入治疗方法——动脉栓塞治疗。在老李大腿根部局部麻醉后，我用细针穿刺股动脉，引入很细的导管和导丝，通过股动脉插入一根细管到主动脉；随后，找到给隔离肺供血的异常动脉，用专用的弹簧圈或组织胶等栓塞剂栓塞异常动脉，并阻断隔离的肺组织血供。这样肺组织会因为缺血而萎缩，最终逐步吸收、消散。

介入栓塞的方法也能像外科一样，消除隔离肺感染、咯血的源头，因此，比内科保守治疗更彻底；同时，介入手术在局麻下即可完成，可以避免外科手术全麻带来的风险。介入手术还是微创的，不会伤害胸部，不影响回家下田劳动，术后 8 小时即可下床活动，恢复 3 天左右即可出院。与外科手术相比，介入治疗具有明显优势，是肺隔离症的首选治疗方法。

介入方法结合了内外科治疗的优点，可以达到"标本兼治"的效果。可惜，很少有病人知道肺隔离症不用开刀就可以治好。老李不知道什么是微创介入，也不知道我能不能治这病，但相信来自同一个乡、读了博士当医生、在大医院工作的我。

当然，介入治疗也存在一定的并发症。老李术后就出现了明显的胸痛表现，不得不用止痛药物。老李在老家的亲戚得知后，都十分紧张，一个个打电话来询问情况。当然，我也是担忧的，担心万一老李出现严重并发症，无法向他的亲戚交代，也对不起老李对我的信任。我不敢大意，马上给老李做了胸部CT和椎体磁共振检查，两种检查除提示炎症反应外，并没有看到严重问题。

于是，我耐心地向老李和他的亲戚解释，介入栓塞治疗是微创的，并发症很少。老李术后出现的疼痛医学上叫"栓塞后综合征"，是栓塞后缺血引起的反应，往往一两天就会缓解、消失。果然，没几天老李就没事了，再也没有出现不适症状，住院不到一周就顺利出院了。

半年后，老李在当地复查了胸部 CT，他把片子给我发了过来。我发现病灶已经明显缩小，几乎消失，仅看到介入手术残留的栓塞剂，已经达到治愈标准。

## 临床即科研

从对老李的治疗中，我有几点深刻的体会。

首先，看病有时候和谈恋爱一样，也得看缘分。如果不是因为我们是同乡，他可能不会找到我，更不太可能得到微创的介入治疗。可能性最大的是，在当地医院开胸切除，虽然一样可以治好病，但遭受的创伤和给身体带来的打击可比介入栓塞严重得多。

其次，一名优秀的临床医生，不光要会看病，看好病，还要会科普、会宣传，让普通老百姓多一点医学知识，多一种看病选择。

再次，临床医生应该认真做学问、做科研。病人不是健康工厂里流水线上的一个个产品，而应该是医生宝贵的观察对象，是医生学习成长的老师。遇见老李以前，我没有关注过肺隔离症这个病。

老李找到我以后，我通过请教科室韩主任，查阅大量中外文献，才全面地掌握了这个病的诊疗知识。后来，我从介入科病例中找出所有肺隔离症的病人，总结分析、电话随访，写成英文论文，并顺利发表在国际医学期刊上，受到同行关注，并多次受邀参加全国学术会议，分享诊疗经验。

老李出院那天，我有感而发，在朋友圈写道："病友才是医生的老师，经验总结成文即科研，不搞临床科研别说会看病。"可能有不少同行或病人不认可这个观点，但我始终坚信这一点。抓好临床、科研、科普这三个重点，当一名好医生，更好地服务于病患，不忘初心。

# 后记

西方"医学之父"希波克拉底说："病人是医生最好的老师。"正是因为病人给了医生不断实践的机会，医生才达到今天的成就和学术境界，医学才能够发展到如今的水平。这个老乡让我学到了如何诊断和治疗肺隔离症，也因为老乡的信任和选择，让他避免了开刀，以最小的代价治好了病。医患共同的敌人是疾病，可以"双赢"，共同战胜病魔。

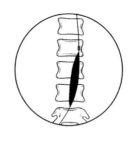

# 凶险的产科大出血，一个球囊保母婴平安

## 危险的三胎

30多岁的宋女士，育有两个女儿，又要第三次当妈妈了，目前已经怀孕8个多月（33周），前几日当地医院检查彩超提示："单胎晚孕，头位"。

医生一边做检查一边和宋女士说"胎儿发育正常，大小也符合33周，可是……"还没来得及高兴的宋女士，被医生的"可是"吓得担心、紧张起来。

"你可是瘢痕子宫，有凶险性前置胎盘和胎盘植入，这是很危险的。"尽管医生没有往下继续说，但当过两次妈妈的宋女士对前置胎盘和胎盘植入的概念并不陌生，也在网上查到了它们引起产后大出血的血淋淋的案例。有新闻报道，前置胎盘和胎盘植入分娩时大出血，母婴命悬一线，妇产科与麻醉科、输血科、ICU、儿科等多个科室一大群医生奋力抢救，最终才化险为夷。术中出血量高达数千毫升，医院动用一切力量，才让产妇闯过"鬼门关"。如此场景，想想都让人害怕，更让宋女士不安的是，她能查到的只是成功的报道，背后一定还有不少失败的……

宋女士不敢多想，全家人都笼罩在阴郁的气氛之下。宋女士的老公有点自责，因为他清楚是爷爷奶奶渴望抱上孙子才决定要三胎的，不然就不会把爱人变成"高龄产妇"，也不会把她置于如今这么危险的境地。如果出现万一，不但孙子抱不成，连爱人都会失去，让两个女儿也没有了娘。那段时间他发疯地在网上搜索产后大出血的报道，希望找到解决的方法。

"产后大出血有了新'克星'：韩新巍式宫婴平球囊发布"，大河网的这条新闻顿时让他眼前一亮，如同北极圈无边黑夜中那道绚丽的北极光让他找到了方向，看到了希望，全家人都激动不已。

尽管宋女士只是觉得下腹部有点坠胀感，没有感到一点宫缩，没有见红，羊水也没有破，就来到我院待产，要利用这个宫婴平球囊，确保母婴平安。

## 腹主动脉球囊阻断

宋女士母婴平安需要介入科和产科无缝对接，紧密配合。从她入院，我们就和产科一起讨论病例，共同制订治疗计划。

住院 10 多天后，宋女士已孕 35 周，各种检查都显示胎儿已经发育成熟，决定做子宫下段剖宫产术 + 双侧输卵管结扎术。为了以防万一，手术准备了充足的血液制品（悬浮红细胞 8 个单位、血浆 800 毫升、机采血小板 2 个单位、冷沉淀 10 个单位）。介入科和产科接力自此开始。

宋女士先被送到介入手术室做腹主动脉球囊置入。这样的介入手术局麻下就可以完成。给宋女士右大腿根部消毒、局麻后，穿刺右股动脉，置入动脉鞘管。经动脉鞘管引入导管、导丝到腹主动脉，沿导丝把直径 16 毫米的球囊导管送到胸部的主动脉，在胸部透视下把球囊定位在第 10 胸椎水平，然后估测一个椎体的高度，下拉三个椎体（第 11、第 12 胸椎和第 1 腰椎）的总高度，大概把球囊置于第 1 腰椎下缘，即腹主动脉上段肾动脉开口水平。从穿刺到送入球囊和球囊定位的整个操作过程仅几分钟就完成了。尽管有限的一点透视射线，对已经发育成熟的胎儿不会产生不利影响，但我们还是尽可能地避免直接透视宋女士腹部的胎儿，我们在宋女士的胸部透视，观察、预测调整球囊的位置，将胎儿的直接辐射降低到零水平，做到了完全避免 X 射线对胎儿的辐射影响。

固定好球囊导管后，我们一起护送宋女士到产科手术室。在剖宫产将要进行到抱出婴儿，胎盘即将分离、很快就会大出血的时刻，我们用准备好的注射器把球囊充盈起来，阻断腹主动脉以下的血流，此时子宫完全没有血液供应，彻底避免了产科医生剥离胎盘带来的大出血风险。阻断持续到妇科缝合子宫，充分止血以后。如果剥离胎盘的手术时间超过 15 分钟，阻断过程会间断松开片刻，以避免阻断时间过长，对盆腔器官造成缺血影响。

手术十分顺利，整个过程中失血量只有几百毫升，无须输血。宋女士如愿产下一名男婴，体重 2200 克，母子平安。


## 后记

宋女士前两胎都是剖宫产，因而形成瘢痕子宫和胎盘植入。随着二孩和三孩政策的放开，像宋女士这样曾经做过剖宫产的孕妇，发生胎盘植入、前置胎盘的概率越来越高，几乎达到剖宫产孕妇的 1/3，给二孩、三孩母婴带来巨大风险。

"宫婴平球囊"的出现，将会帮助一大部分大出血的孕妇转危为安。原本韩新巍式内支架主要为呼吸道支架、消化道支架和血管内支架三大类，而"宫婴平球囊"的问世使这个队伍进一步扩大。

　　介入医学发展至今，攻克了像产后大出血这样的一系列临床难题。当下，像宋女士这样，如果生个孩子还要闯"鬼门关"是可悲的。我们不希望再看到"输血科顶着巨大的压力想方设法筹集用血"的新闻，不需要一群医护人员"浴血奋战"，只希望通过先进的技术，让医生从容淡定地手术，让母婴都平安。

　　我们也呼吁女士尽量顺产，不要轻易剖宫产，除非万不得已。

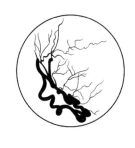

# 晚期宫颈癌，老乡的盆腔有两个「膀胱」

## 两个"膀胱"

两年前，刚刚 50 岁的老乡大姐绝经后出现阴道流血，大姐没有太在意，以为是绝经期的正常表现。去年 3 月份，大姐开始出现下腹部胀痛，一开始程度较轻，没有引起重视。直到三个月后腹痛加重，影响晚上休息，并出现严重的腹胀感，才到医院看病。妇科检查发现宫颈肿瘤，形状看起来像菜花一样，盆腔增强磁共振显示"宫颈癌膀胱后壁受侵，盆腔内散在淋巴结，宫腔内积血积液明显增多"。医生告诉家属，肿瘤已经进展到Ⅳ期了，是晚期宫颈癌，范围广泛，无法手术切除了，只能做化疗和放疗。

几天后，宫颈病理切片结果确诊为腺癌。大姐女儿拿到这样的结果，心里痛苦又自责，后悔一年前阴道出血时没有及时去看病，而失去了手术根治的机会。听家乡人介绍，我在大医院介入科，治好了他们的癌症，大姐女儿抱着试试看的心态找到了我。

我详细询问了病情病史，做了体格检查。观看盆腔 CT 片子，一眼就能看到的是盆腔内有一个巨大"膀胱"，可当我继续向下读片，发现居然还有一个膀胱。我这才发现原来上面的"膀胱"是巨大的子宫。正常绝经后的女性子宫很小，但是大姐的子宫却大得像个气球，几乎充满了整个盆腔。出现这种情况是宫颈癌侵犯导致宫颈闭塞，肿瘤溃烂引起子宫内出血，子宫腔内大量慢性积血无法排出引起的。这也是她下腹疼痛、腹胀三个月的原因。

## 肾盂引流 + 子宫腔引流术

由于宫颈癌侵犯到了膀胱，引起右侧输尿管末端阻塞，导致输尿管严重梗阻、肾盂积水，如果不尽早处理，右肾很可能出现衰竭。

入院第二天我给她做了右肾穿刺肾盂尿液引流 + 子宫腔内置管引流术。我先用 C 臂 CT 扫描定位，确定右肾穿刺点；然后依次消毒、局麻、穿刺右侧肾盂；接着经穿刺针引入导丝进入肾盂造影，造影显示肾盂明显扩张变形。替换一根加硬导丝，而后送入引流管并固定，外接尿袋，持续从肾盂中引流出尿液。

做完无菌的肾盂引流后，再做相对污染的子宫腔引流。会阴部消毒、铺巾后，导丝和细导管配合，顺利进入梗阻的子宫内腔，有咖啡色的混浊液体流出，伴有一股腥臭味。替换加硬导丝，然后送入引流管，外接引流袋并做好固定，手术结束。

连续引流几天，终于把宫腔内的陈旧出血、肿瘤坏死物等尽可能地引流了出来，大姐下腹胀痛的症状明显减轻，最终消失了。

## 子宫动脉化疗栓塞

宫腔引流，治好了下腹胀痛的症状，这只是治了"标"。对于大姐来说，还要治"本"，就是得控制引起症状的宫颈癌，达到标本兼治的目的。我紧接着给大姐做了宫颈癌的介入治疗，经动脉局部灌注抗癌药物，并栓塞肿瘤动脉。医学是神奇的世界，医学的很多灵感也来自大自然。宫颈癌介入治疗需要用到两个很有意思的器械——眼镜蛇导管和泥鳅导丝。形如其名，眼镜蛇导管就是头端像眼镜蛇的导管，头端呈弯曲状，容易进入子宫动脉。泥鳅导丝，顾名思义就是表面顺滑如泥鳅的导丝，容易滑入子宫动脉，并减小对血管的损伤。

眼镜蛇导管先进入左侧子宫动脉，造影显示子宫动脉明显增粗，子宫体积明显肿大，形状不规则，还可见多发异常的染色区，这就是肿瘤病灶。

经导管向子宫动脉灌注化疗药物，让高浓度的药物直接进入肿瘤内，"毒死"肿瘤细胞。灌注完成后，在透视观察下，缓慢注入栓塞微球，以堵塞肿瘤内的微小动脉，彻底阻断肿瘤的供血和营养供应，达到"饿死"肿瘤的目的。

子宫由左右两根子宫动脉供血，我采用相同的方法，对右侧子宫动脉灌注化疗与栓塞。

介入术后第二天大姐就顺利下床活动，家属原以为做手术都需要在病床上躺十天半月的，没想到这么快就可以正常活动，很是开心。查房时，大姐告诉我除小肚子有点疼痛以外，没有其他不舒服。我解释说那是动脉栓塞以后，肿瘤缺血引起的，两三天就会消失，不必担心。

## 宫颈癌粒子植入

由于大姐的宫颈癌已经侵犯膀胱后壁和右侧输尿管，妇科会诊认为无法根治切除，放疗科会诊认为膀胱壁受侵犯，放疗极易出现膀胱瘘。

"如果出现膀胱瘘了，怎么办？"家属很担心地问。

"膀胱瘘以后，尿液会流入阴道，这叫作膀胱阴道瘘，一天24小时不停地从阴道漏尿，你说病人难受不？"家属听完觉得难以接受。

考虑到肿瘤波及的范围和家属的诉求，我建议植入放射性碘-125粒子，通过把粒子直接种植到宫颈癌肿瘤内，在肿瘤内部持续性照射肿瘤，发挥内放疗作用。就像孙悟空钻到铁扇公主的肚子里一样，把内脏搅得翻江倒海，可谓神通广大，却让铁扇公主看起来毫发无损。

小小的粒子植入肿瘤内，发挥内放疗作用，对杀灭肿瘤大有作为，却尽可能避免对正常组织的损伤，可以避免外放疗导致膀胱瘘的风险。因为粒子辐射的距离很短，肿瘤内的辐射最大，越往外辐射越小，只要放置位置合适几乎不会引起膀胱瘘。

术前核医学科给病人做了粒子植入（TPS）计划，以确定植入多少颗粒子，放在肿瘤什么位置，严格规划是为确保疗效，并避免粒子带来的风险。植入粒子是在 C 臂 CT 的立体引导下进行的，属于可视操作，非常安全，局麻下就可以完成，创伤小。

同时，我还把大姐右侧肾盂的外引流管，更换成肾盂－输尿管－膀胱内引流管，这样可以不用随身携带尿袋，生活更为方便。术后观察两天，一切正常，大姐顺利出院。

术后一个月、两个月、三个月，大姐连续做了三次子宫动脉化疗与栓塞术，以巩固疗效，直到影像复查显示盆腔肿瘤完全萎缩，几乎接近消失。

## 后记

大姐绝经后出血一年多才到医院检查，发现宫颈癌时已是晚期，这是十分可惜的。得了晚期宫颈癌，通过肿瘤局部动脉化疗与栓塞、粒子植入等一系列微创介入治疗，也能取得不错的疗效，并且花费不高，毒副反应也小。如今，一年过去了，大姐身体还不错，打算近期再来复查。

需要提醒更年期后的女士们，若停经后再出血，一定要及时就医，及早发现肿瘤，可以达到根治的效果。对于年轻女性，预防大于治疗，适合的可以考虑接种宫颈癌疫苗，降低患癌风险。

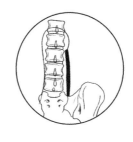

尹
女
士
的
难
言
之
隐
：
无
法
忍
受
的
盆
腔
痛

## 慢性盆腔痛

那是一年前，年轻的尹女士轻轻推开诊室的门，怯生生地先探进头来，映入眼帘的是一张青春甜美的脸，她腼腆地问我科的王教授："我可以进来吗？"

王教授点点头，她很快闪进诊室。手里拿着一沓厚厚的 A4 纸，浑身散发着知性优雅的气质，应该是一名办公室白领。王教授请她落座，她语速稍快，客气地说："王教授，我在网上找到您，特意从外省来看您的门诊。"

"您写的一篇科普文章，我看了以后就觉得那些症状都与我的情况相符。"王教授请她慢慢地讲。讲着、讲着，她突然间哽咽起来，眼泪顺着脸颊流了下来。

王教授赶紧掏出纸巾，轻轻地说："我了解你的痛，我会帮你解决问题，别担心啊。"

尹女士说自己已经盆腔痛两年多了，按照盆腔炎住过院、输过液，然而，疼痛越来越重，月经期疼痛，月经量越来越多，不来月经时白带很多，每天需要换用十多个护垫。最难以启齿的是不敢和老公同房，同房后会出现腰背部酸胀不适，渐渐加重。近一年，同房后第二天腰背部酸痛，"腰像是折了一样，根本下不来床"，渐渐地就不敢过夫妻生活了。

尹女士的老公觉得医生除了诊断盆腔炎，并没有说她还有什么疾病，一定是妻子感情有了变化，所以不愿与他同房。这使她很痛苦，不仅要忍受身体上的不适，还要遭受心理上的折磨。丈夫的不理解与猜疑，甚至让她几次萌生了自杀的念头。

半年前她主动看了心理医生，诊断为中度焦虑，服用药物后才稍有好转。一个偶然的机会，她在网上看到王教授写的一篇关于"盆腔静脉淤血综合征"的科普文章，发现她的很多症状都像极了这个病。她开始从网上查找盆腔静脉淤血综合征，她打印出来的资料上面有很多地方都用彩笔圈圈点点。说到伤心处，她又哭了起来，委屈地说："我指给老公看，他终于相信我患上了盆腔静脉淤血综合征。"在老公的陪同下，尹女士不远千里来到了郑州。

## 盆腔静脉淤血综合征

尹女士坚信自己患上了盆腔静脉淤血综合征，但她老公不懂什么是盆腔静脉淤血综合征，所以他问王教授到底是不是得了这个病。

王教授向他讲解说："这个病最早是国外的一名医生报道的，他发现有一些病人的盆腔静脉数量增多、管径增宽，便给这个病取名'盆腔静脉淤血综合征'。后来另一名医生又通过卵巢静脉和盆腔静脉造影，发现卵巢静脉反流和盆腔静脉增粗，证实了这个病。这个病也称卵巢静脉曲张症。"

尹女士的老公被医学术语弄糊涂了，就问教授："什么是盆腔静脉？"

"盆腔静脉就是骨盆腔内各器官的静脉。正常情况下，盆腔内的静脉血液只能通过卵巢静脉向上流动，回流到肾静脉和下腔静脉。这个病往往是卵巢静脉的瓣膜损坏了，盆腔里的血液不能通过卵巢静脉向上回流到下腔静脉。相反，肾静脉和下腔静脉的血液还会经过卵巢静脉向下逆流进入盆腔，使盆腔静脉增粗、增多。站立时间长了，逆流到盆腔的血液比卧床时更多，所以患这种病的女士，长久站立后症状会加重。"

尹女士这时候又问："我为啥会出现月经异常，这跟月经有什么关系？我的痛经还能不能治好呀？"

"大部分女性经期仅仅稍微感觉下腹部不舒服。然而，患这种病的女性下腹坠痛明显，甚至伴有难以启齿的性交痛。因为性兴奋时盆腔动脉充血，兴奋过后这些血液要经盆腔静脉、卵巢静脉回流，由于卵巢静脉瓣膜损坏，回流不畅，血液淤积在盆腔静脉，盆腔脏器淤血肿胀，所以会出现疼痛加重。而月经异常、月经量增多，也是盆腔静脉淤血的缘故。"

这类病人常常有"三痛两多"。"三痛"是盆腔坠痛、低位腰痛、性交痛；"两多"是月经量多、白带多。除此之外，有的病人还可能出现尿频、小便后膀胱痛，这些病人往往会去泌尿科看病。有的病人会有月经期恶心、腹胀、腹部绞痛，以为胃肠道出了问题，就到消化科去了。还有的病人出现头晕、失眠、焦虑，去了神经科。少数女性可出现外阴或会阴区静脉曲张，出现这些症状比较容易想到盆腔静脉淤血综合征。当然，还要排除其他盆腔疾病，才能最后诊断。

## 曲张静脉栓塞

王教授给尹女士施行了卵巢静脉造影并栓塞的介入手术。手术在局麻下进行，用针穿刺股静脉或颈静脉，将不到 2 毫米粗的导管插入静脉，在 X 线电视的指引下，进入卵巢静脉。通过向导管内注射对比剂，显示卵巢静脉的结构形态和功能，然后测量静脉的直径、血流方向、速度，从而判断盆腔静脉回流是否通畅，血液是否淤滞。

造影证实后就立即给尹女士做了介入栓塞治疗：用弹簧圈把曲张反流的卵巢静脉堵死，使上面的血液不再流到下面去，尹女士术后第二天就出院了并且很快恢复了健康。

在后来随访中，知道尹女士情况很好。王教授还开玩笑地对她说："现在的你完全可以成为女王了啊。"

## 后记

女人得了盆腔痛，尤其是影响夫妻生活者，好多病人不好意思就诊，即使就诊也容易被误诊为其他病。常规的检查多数是为了排查有没有子宫肌瘤，是不是子宫腺肌病，有没有盆腔炎，很少有人会想到盆腔静脉淤血综合征（卵巢静脉曲张症）。青年女性、长期盆腔痛，影响夫妻生活者，要想到这个病，这个病不少见。

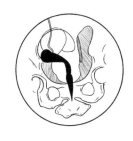

# 痛苦至极的阴道瘘，介入堵瘘有办法

## 难治的阴道瘘

两年多前，60多岁的李阿姨因晚期卵巢癌做了卵巢切除手术，术后化疗6个疗程，放疗28次。术后11个月，李阿姨下腹部间断出现疼痛，腹部CT发现肝脏转移，评估后无法再次手术，继续化疗5个周期。三个月前李阿姨突发会阴部疼痛，阴道内时不时流出粪便，当地医院诊断为"直肠阴道瘘"，治疗不见好转，李阿姨痛苦不堪，无奈转到上级医院。

家属打听到有"中国顶尖堵瘘专家"之称的郑大一附院介入科韩新巍教授团队，于是慕名前来就医。

# 不止一处瘘

李阿姨的病情比家属知道的要复杂许多，我院盆腔多排螺旋CT提示："卵巢癌术后放化疗改变，双侧肾盂及输尿管扩张、积水，膀胱壁不规则增厚、毛糙，乙状结肠及直肠壁增厚，直肠局部缺损形成直肠阴道瘘"。结合李阿姨曾经做过盆腔手术，盆腔放射治疗和多次化疗，以及近期阴道排出大便的病史，诊断为直肠阴道瘘没有问题。

韩主任仔细阅片后还发现李阿姨的膀胱壁也有明显增厚、毛糙，后壁紧邻的阴道处结构菲薄，似有缺损，推测很可能还存在膀胱阴道瘘。进一步追问病史得知，病人不光流出来粪便，还有尿液，每天需要多次更换尿不湿。而之前管床医生还以为那只是稀便而已，没想到病人从阴道里既漏粪便，又漏尿液。

幸好，李阿姨找到了韩主任，这两种阴道瘘都有解决的办法。通过放置消化道覆膜支架挡住直肠结肠和阴道之间的瘘口，可以封堵直肠阴道瘘。采用我科独创的"子弹头"输尿管支架堵住双侧输尿管、阻止尿液进入膀胱，同时进行肾盂引流，彻底让尿液改道、引流出体外，便可以治疗膀胱阴道瘘，解决漏尿这个棘手的难题。

# 输尿管支架置入

让病人平卧在检查床上，用 C 臂 CT 扫描定位确定侧腰部皮肤穿刺点、进针路径和深度。局麻后，细针穿刺左侧肾盂，引入导管和导丝到肾盂内，经导管缓慢推注对比剂进行造影，看到左侧肾盂及输尿管明显扩张，输尿管下段狭窄。小心翼翼地使导丝通过狭窄段后，导管配合跟进到膀胱内，推注对比剂显示膀胱，可以看到对比剂外溢进入阴道使其显影，并经阴道流出体外。对瘘口进行测量，其直径达 2 厘米，证实李阿姨果然存在膀胱阴道瘘。

采用导丝导管交换的介入技术，沿导丝将直径 3 毫米左右的长鞘管引入左侧输尿管内，沿鞘管引入直径 8~10 毫米、长 40 毫米的"子弹头"覆膜封堵支架到输尿管中下段，透视监测下释放子弹头支架，支架膨胀良好。"子弹头"覆膜封堵支架因其结构类似子弹头而得名，前端是子弹头的尖，是个盲端，用于阻断输尿管，阻止尿液通过；支架后端的管状支架结构，用于锚定支架，避免支架移位；支架外面覆有一层完整的硅胶膜。

复查造影提示：对比剂进入支架内并滞留，支架远端输尿管未见对比剂通过。支架阻断输尿管成功。

以相同的方法穿刺进入右侧肾盂，右肾盂及输尿管也明显扩张。我采用相同方法置入子弹头覆膜封堵支架，成功阻断了右侧输尿管。

## 双肾盂置管引流

阻断了双侧输尿管后，尿液不再流入膀胱，也就不会经过瘘口从阴道流出了。就像阻断了水库源头的小溪，水库下方的田地不会洪涝一样。但源头的小溪需要及时引流改道，不然溪水还是会突破拦阻，流入水库。

因此，双侧输尿管的尿液也需要改道、引流，以保持肾功能正常。不然，源源不断产生的尿液会加重肾盂和近端输尿管的积水，导致支架阻断失败，甚至引起肾萎缩。解决的办法也很容易，只需要沿着输送支架的导丝，把一根直径 3 毫米的柔软多功能引流管置入肾盂。引流管前段成襻，卷成像猪尾巴一样，既有利于充分引流，也可以起到内固定的作用，避免随呼吸运动导致引流管移位、脱落。引流管末端固定好并连接延长管和引流尿袋，清亮尿液顺利流出。引流管是橡胶材质的，携带方便，柔软抗折，可以挤压，不影响平躺休息、睡觉和翻身。

## 消化道覆膜支架置入

接下来是放置消化道覆膜支架。导丝和导管进入乙状结肠后推注对比剂造影发现，病变段直肠肠管严重狭窄，反复尝试，导丝终于成功通过肠道狭窄段，顺利进入乙状结肠近端。造影可以看到对比剂通过直肠上段瘘口流向阴道，并经阴道流出，证实直肠阴道瘘的存在，并确定了其准确位置。

沿加硬导丝送入直径22毫米、长度100毫米的消化道覆膜支架，透视下准确定位、覆盖直肠瘘口后释放支架。撤出支架输送器，引入导管再次造影，支架位置良好，对比剂通过顺畅，没有再外溢进入阴道。置入消化道覆膜支架不仅成功解除了肠道狭窄，还成功封堵了直肠瘘口。

一次性先后完成三个介入操作，术后当天，李阿姨就惊喜地发现阴道内不再流出大便和尿液，会阴部疼痛减轻，大便也通畅了。双侧肾盂引流管通畅，一天各引流管大约流出800~1000毫升的清亮尿液。

术后第四天，李阿姨顺利出院，不仅会阴部疼痛明显减轻，也不再饱受粪漏和尿漏的烦恼。

## 后记

采用自主研发的子弹头支架"堵"住输尿管，通过引流管"疏"通肾盂积水；采用消化道覆膜支架，既"堵"了直肠阴道之间的瘘口，又成功解除肠道狭窄，"疏"通肠道，顺利排便。"疏堵结合"的方式成功治好阴道瘘，展现了"堵瘘专家"韩新巍教授的智慧。介入堵瘘法创伤小，作用大，成功解决了临床十分棘手的问题，让李阿姨活得更有质量、更有尊严。

早中期盆腔肿瘤优先考虑外科根治手术，对于不能一次切除干净的病人，后续还需要做放疗、化疗，有可能像李阿姨一样形成各种瘘，给病人带来痛苦。韩新巍教授呼吁，对于中晚期盆腔肿瘤，可以先采用介入技术，如局部动脉灌注、再配合栓塞控制肿瘤，让肿瘤缩小、降级，由中晚期变为早中期，再进行外科手术，这样有可能避免后续复发或者治疗导致瘘的形成。

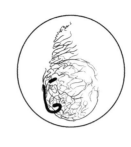

# 我用介入治好了姐姐闺蜜的子宫肌瘤

## 第一个老乡

昨天接到老乡萍姐的电话，她激动地告诉我："永华，我刚刚复查了盆腔彩超，发现我的子宫肌瘤果真明显缩小了，现在没有不舒服的症状，多谢你啦。"老家的乡亲习惯直呼我的名字，这显得更亲切一些。

半年前，40岁出头的萍姐千里迢迢从老家来到郑州，她是第一个来郑州找我看病的安徽老乡。小时候，我们是同一个村、同一个生产队的，她和我姐经常一起玩，算是农村版的闺蜜了。萍姐得的是子宫肌瘤，特意从老家过来找我做了介入手术，我老家离郑州比较远，坐高铁往返得 10 多个小时。而且，那个时候还没法办理跨省医保转诊，她是完全自费的。陪她一同前来的是萍姐的丈夫，也是我的老乡。这份来自乡亲之间的信任与托付，让我觉得既感动又亲切。

几年前，萍姐体检就发现了子宫肌瘤，当时瘤子没多大，就没有做任何治疗，只是每隔半年做一次彩超检查。虽然子宫肌瘤在逐渐增大，月经时间在加长，出血量也在增多，但还没有达到手术指征。一周前，萍姐突然月经量急剧增多，是以往的 3~4 倍，且伴有大量血块，彩超检查发现肌瘤较前明显增大。

老家的医生告诉她需要切除肌瘤，也有可能需要切除子宫。萍姐有些害怕，联系上我，问我可不可以帮她想想其他办法。

"子宫肌瘤是女性最常见的良性肿瘤，绝经后就不再生长了，你如果不想外科切除，可以做微创介入手术。"听了我的意见，她轻松了许多。可打听后得知，老家的医院没怎么开展介入治疗，于是，萍姐决定来郑州看病。

## 子宫动脉栓塞术

考虑到萍姐子宫肌瘤比以前明显增大，又合并有子宫出血，入院第二天我就安排了介入手术——子宫动脉栓塞术。介入手术是在局麻下做的，无须全身麻醉，既避免了全身麻醉的风险，也减少了这部分花费。为了让远道而来、躺在手术台上的老乡，不那么紧张，我边用方言和她交流，边手术操作。

我跟她开玩笑："介入手术在老家没听说过吧，这手术连麻醉都省了，就算是我把你的路费给报销了哈。"

我从股动脉穿刺，引入血管一根很细的导管，分别找到双侧的子宫动脉，通过注射对比剂进行动脉造影。显影后观察到左右子宫动脉均明显迂曲、增粗，还观察到一个巨大的类圆形染色灶，这就是血供丰富的子宫肌瘤。我再把导管分别插入双侧子宫肌瘤供养动脉分支，经导管推注颗粒栓塞剂。

"这种栓塞剂直径只有 300~500 微米，可以深入肌瘤内部的末梢动脉，彻底阻断肌瘤的血流，使肌瘤缺血、缺营养，从而萎缩、坏死，最终吸收消失，不用开刀就把你的病给治好了。"我一边栓塞，一边和她聊天。

听到我把子宫动脉阻断了，她问了一句："子宫动脉都阻断了，子宫会不会也坏了？"

"你就放心吧，子宫没事的。你听说过子宫结扎吧，子宫的血供很丰富的，即使子宫动脉结扎了，也没听说坏死的。"我回复她的时候，已经完成了子宫动脉的栓塞。再次复查造影，子宫肌瘤的染色灶已经看不见了，但双侧的子宫动脉主干和正常子宫区域的血管分支大部分还在。

仅仅半小时，萍姐还没反应过来，我的介入手术就结束了。我拔除了导管，对穿刺点进行压迫止血。术后8小时左右，萍姐下床正常活动，术后三天就康复出院了。

后来萍姐告诉我复查的结果。三个月后彩超显示肌瘤直径由手术前的10多厘米缩小至5厘米，半年后进一步缩小至3厘米，月经时间和月经量都正常了。估计一年后再复查，肌瘤就会完全消失，即便不完全消失，这个大小也是不用治疗的，随着年龄增长，绝经后肌瘤不再增大，就更没有必要担心了。

## 请珍惜子宫

子宫肌瘤的治疗方式有很多种，包括开腹手术、腹腔镜手术、宫腔镜手术等。不同的手术方式适合不同的子宫肌瘤和不同的病人。

人体的器官都是有用的，子宫是女性特有器官，具有多种不可替代的生理作用。子宫除了重要的生育功能，还有一定的免疫功能，切除子宫，免疫功能可能受到破坏，容易生病；子宫可以分泌多种激素，切除子宫，会打破女性的内分泌平衡；卵巢的血液供应一部分来自子宫，切除后会减少卵巢的血液，可能导致卵巢内分泌功能改变，容易让女性早衰变老。

作家毕淑敏在《费城被阉割的女人》一文中写道："卵巢和子宫，是女性最重要的性器官，它们不是不可以切除，但那要为了一个神圣的目的，就是保全生命的必需，迫不得已。"在很多女性的认知中，子宫是自己作为女性的一个标志，切除子宫的女性是不完整的，这个不完整不仅是身体上的，还是心灵上的。不曾亲身经历，很难感同身受，我们无法对这种观点进行评论，但是对于育龄期女性，医生应尽其所能帮助她们保全子宫。

作为主要治疗手段之一，介入栓塞治疗已经被世界公认是治疗子宫肌瘤、保全子宫的第一选择。其实，萍姐来郑州以前并不知道什么是介入治疗，更不知道子宫动脉栓塞能治她的病。她只是出于对老乡医生的信任，相信当医生的我，相信我给她的治疗，放心地来到郑州，选择了介入治疗。

## 后记

近些年，大量妇产科专家也逐渐放弃子宫切除治疗肌瘤这种方式，而采用保全子宫的肌瘤剔除术，对有蒂的黏膜下肌瘤和浆膜下肌瘤通常优先选择手术剔除。

介入栓塞治疗肌瘤的创伤小，可保留子宫，是一项成熟的技术，并被中国著名的妇产科专家郎景和院士推荐，形成专家共识。动脉栓塞术适用于多发肌瘤、巨大肌瘤、剔除术后复发肌瘤，不能耐受或不愿意接受手术切除、希望保留子宫的肌瘤病人。

"刀下留情、刀下留宫，良性肌瘤，介入栓塞，保留子宫，做完整女性"，这是韩主任一直主张的"原装生活"理念，呼吁广大医生治好病人的同时，尽可能减少创伤，避免让病人身心受损。作为介入人，我们不是一味地反对外科开刀，只是呼吁给中青年女性一次选择的机会，尽可能地保留这个弥足珍贵的器官，不到山穷水尽，请不要轻易切除。

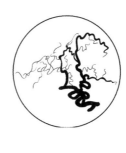

# 介入治疗——子宫腺肌病

# 女士眼中的光

## 痛不欲生

冬日的午后，阳光透过玻璃斜射入介入科的医生办公室。韩主任背对着窗，坐在电脑前，周围围了一圈学生，在听主任分析病情。

手机在桌子上"嗡嗡"震动，是陌生号码。"你好，哪里？"不像我们看到陌生号码就觉得是骚扰电话，韩主任总是会接听，以免错过任何一位无奈、无助的求医病人。

"您是郑大一附院的韩主任吗？我是山东的，姓郭，有熟人介绍让我找您看病，您一定要帮帮我。去年4月份我怀孕流产，当晚右边肚子肿胀、痉挛着疼，和痛经不太一样，有点难以忍受，一直持续了好几天肚子才不疼。此后第一次来月经小腹和后腰刺痛、痉挛痛、酸胀，大腿无力、就像脱臼了一样，肛门坠胀，腰也有些抬不起来。做了磁共振，说是子宫腺肌病。这个病真的痛死人，现在疼痛一次比一次厉害，月经量也一次比一次多。"

郭女士停顿了一下，接着说："我现在怕来月经，来一次月经就受一场'酷刑'。半年前经期前及排卵期也开始腹痛了，刚开始吃止痛片还有用，后来吃止痛片也管不住疼。"

电话那头的郭女士带了哭腔："我去了很多家医院，他们都说这是不治之症，除非切子宫，我现在还没孩子，哪能切除子宫呀。"

韩主任一直耐心地听郭女士说完才开口："你先做个盆腔磁共振发给我，我帮你看看严重程度，然后再给你治疗方案。不要着急，你这个病介入技术能够治好。"

主任安慰好病人，放下电话，转身开始对学生讲解这个病：到目前为止，子宫腺肌病还是一个谜一样的病，还不知道这种病因何而来，如何发展，最终的转归又是什么。现在只知道子宫腺肌病的实质是子宫内膜异位于子宫肌层——子宫内膜不在自己的一亩三分地老老实实地待着，跑到了别人家。95%的病人有不同程度的痛经，进行性痛经加重，由间歇性月经期痛变成无月经也痛的连续性痛，严重影响病人的生活质量。子宫腺肌病虽然不会致命，但的确是一个令病人痛苦不堪、疼痛严重到甚至会让病人寻短见的疾病，被人称为"不死的癌症"。

## 暗夜里的光

主任的回复，让郭女士有了希望，她很快做了盆腔磁共振检查，把片子发给了韩主任。

数字时代带给我们巨大的方便。传统的邮寄，磁共振片子需要翻山越岭，到郑州估计得好几天。若郭女士亲自来，先不说路上的时间和经济成本，就是请个假，也得考虑工作安排。而如今，一个小小的二维码就能把详细的磁共振资料从山东传递到河南专家手中，而且还是高清图像。

"还好，你就是典型的子宫腺肌病，可以用介入栓塞治疗解决你的痛经，还能保护正常子宫，让你继续过'原装生活'，你不用再过度担心了。"韩主任边在磁共振片上用黄圈圈出病变部位，边鼓励郭女士。

站在一旁的我心想，主任忘了电话那头是山东的一名病人。或许，郭女士没听懂"原装生活"是什么。韩主任是"原装生活"理念的提出者、倡导者。他在《介入医学还您原装生活》一书中，呼吁给病人治好疾病的同时，尽可能减少或避免创伤，减轻病人痛苦，让病人得到"解剖结构完整、生理功能齐全"的完全康复，而不是切除器官，留下缺憾。

年轻的郭女士就是这样的要求：解除痛经，保留子宫。

郭女士是企业中层，不想因为手术耽误工作，时近年关，她决定利用春节假期来郑州治病。

## 除夕夜，我们一起过

春节是中国最隆重的节日，医院也从平常的喧嚣到了节日的宁静，感受到了节日的气息。除了重病人离不开医院，大多数病人一般都会在除夕前出院，为的是一家人开开心心过个团圆年。这个时候也是医院大多数科室可以稍微放松一下的时刻，介入科病房也一样，若无急诊手术，春节值班是一年中最轻松的。

但是今年不同，手术室做好了准备，郭女士已经被送进介入手术间，王教授已经穿上铅衣和手术衣，DSA 和监测设备等已经开机，一切开始运转。

给郭女士确定的治疗方案是"经桡动脉行双侧子宫动脉栓塞

术 + 左侧肾静脉造影术"。

肾静脉造影是为了排除郭女士是否有盆腔静脉淤血综合征（卵巢静脉曲张症），这个病也会引起痛经，还会影响生育，如果造影证实，可以同步治疗，彻底治好郭女士的病。幸运的是，郭女士卵巢静脉正常，痛经都是子宫腺肌病惹的祸。

桡动脉是手腕部表浅的动脉，我们生病去医院，中医号脉、护士测量脉搏等操作用的就是桡动脉。选择从桡动脉穿刺，是近年介入治疗操作技术更加微创化的成就，也体现了王教授对女性朋友的关怀，既避免了经股动脉穿刺，暴露下体的尴尬，也使病人术后活动自如，加快康复。

韩主任把从山东到来的大妹子，交到王教授手中，除了王教授是主攻妇科介入的专家，临床经验丰富，还因为同为女性的王教授，会带给女性病人更多的便利与温柔。

穿刺成功后，引入导管分别插到双侧子宫动脉，注射微小栓塞颗粒，堵塞子宫腺肌病病灶的动脉血管网，阻断病灶的供养血管，使病灶缺血、缺氧，从而坏死、萎缩、吸收、消失。腺肌病病灶对缺血、缺氧耐受性差，而正常子宫组织血供丰富，耐受性好，不会出现坏死，因此栓塞对子宫是安全的。

手术半个小时结束时,王教授说:"手术完成了,您走回病房吧。"

正与教授和护士聊得热火朝天的郭女士惊呆了:"啊,这就结束了,我能走回去?我还以为术后得一直躺在病床上呢。"

大年初一,郭女士顺利出院。除夕前来到医院,回家过新年。消除病痛,新的一年带给她的一定是事业兴旺、生活开心、家庭幸福的新曙光。

## 好消息

3月10日,术后一个月,郭女士月经如期而至,没有疼痛,只有小腹酸胀,这是明显的好转,那如刀割般的、痛到令人绝望的痛经终于离开了。

4月9日,术后两个月,第二次月经,仍然没有疼痛,只有轻微的小腹酸胀,那是月经来临的正常感觉。

## 后记

郭女士如获新生一般,她在知乎上写道:

"当知道介入可以治疗腺肌症的时候,真真是让我看到了光……

经历了介入治疗，我再一次感叹医护工作者的伟大。不但解决病人的痛苦，更实现了'原装''美观'。手腕上一个米粒大小的针眼，就解决了子宫病痛的问题，我愿称之为神奇，实在了不起。

再一次感恩这一路治愈我的天使们，带给我灿烂的明天！"